防癌三杯茶

你会喝吗？

吴大真 著　良石 整理

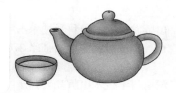

U0339786

良石整理编委会

石永青	贾丽娜	解红芳	蔡利超	张红涛	李同领	张新荣	石有林
李章国	贾献超	李宪广	王会军	李桂英	石军霞	李凤霞	李玉霞
李振海	杨焕瑞	李孝天	李孝鹏	李孝莹	石长青	杨文亮	石振广
李晓东	杜利红	姚建国	王保平	姚国芳	魏艳丽	魏红增	王会娟

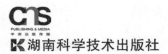

湖南科学技术出版社

图书在版编目（ＣＩＰ）数据

防癌三杯茶，你会喝吗？/ 吴大真著. -- 长沙 ：湖南科学技术
出版社，2017.9
ISBN 978-7-5357-9477-2

Ⅰ．①防… Ⅱ．①吴… Ⅲ．①癌－防治－问题解答 Ⅳ．①R73-44

中国版本图书馆CIP数据核字(2017)第 213735 号

FANG'AI SANBEICHA NIHUI HEMA
防癌三杯茶，你会喝吗？

著　　者：吴大真
整　　理：良　石
责任编辑：李　忠
出版发行：湖南科学技术出版社
社　　址：长沙市湘雅路 276 号
　　　　　http://www.hnstp.com
湖南科学技术出版社天猫旗舰店网址：
　　　　　http://hnkjcbs.tmall.com
邮购联系：本社直销科 0731-84375808
印　　刷：北京凯达印务有限公司
　　　　　（印装质量问题请直接与本厂联系）
厂　　址：北京市朝阳区黑庄户乡万子营东村
邮　　编：100121
版　　次：2017 年 9 月第 1 版第 1 次
开　　本：710 mm×1000 mm　1/16
印　　张：14.5
书　　号：ISBN 978-7-5357-9477-2
定　　价：27.00 元

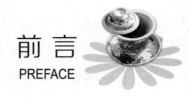

前言
PREFACE

癌，离你很远又很近

虽然现在是网络时代，我依然保留了看报纸的习惯，相比用电子类产品浏览新闻，我看中的是纸质读物不费眼，容易集中精神，电脑、手机上可看的东西太多了，反倒把时间变成了碎片，完成不了"了解时事"这种简单的任务。我身边的许多年轻人就深受其苦，一天到晚泡在电脑上，实际真正的有效时间不超过1/3，其他的时间都浪费在这点点那点点上面，吃饭的时候也是托着手机看，失去了最基本的"专注力"。

前不久我在报纸上看到一个消息，一位28岁的女白领因肝癌离世。28岁！实在太年轻了，而她患上肝癌的原因就是日常生活不规律。当时读完这条新闻，我感慨万千，一是痛心，二是担心，赶紧给身边的人打电话，老生常谈了一番健康生活的重要性。虽然说教多了难免惹人厌，我还是想提醒现在的年轻人，要养成把时间划成

一块块的习惯，一个时间段完成一件事，吃饭、工作、睡觉都要一心一意地做，该忙就忙，该休息就让身体休息，要知道，身体长期处于过劳状态，容易导致内部器官变异，直接后果就是诱发癌症。

毫无专注力的生活态度，还只是现代人诸多恶习当中的一种，而患癌去世这样的新闻，相信各位和我一样，最近几年屡屡得闻，各位的痛心和担心，肯定也和我一样。人类社会已达成一种共识，癌症的发病人群年纪越来越小，发病人数越来越多，但医学界的治疗手段却进步缓慢，癌症难治愈，癌症治疗费用昂贵，也许明天癌症灾难就会降临到你我身上，或者是你我的任何一个亲人身上。

一份冰冷的数据表明，仅在中国，每6分钟就有1人被确诊为癌症，每24小时就有上万人确诊为癌症患者，每7～8人中就有1人死于癌症。癌情紧急！而现在的情势还没有到达顶峰，中国肿瘤登记中心预测，2020年中国的癌症病例将达到660万，世界卫生组织也出具癌症报告，预计未来20年癌症病例数将增加70%。数字之外，相信各位读者也有和我同样的感觉，身边罹患癌症的亲朋好友越来越多，时不时就会听到让人唏嘘的患癌消息。

癌症海啸之下，没有人敢保证自己能够平安渡过。作为一个走过了大半生的老人，也作为一个医疗工作者，我看的太多，经历的太多，可是面对现代人的健康问题，我还是有许多迷思，看上去我们的生活在不断进步，可是为什么生存环境却不断恶劣呢？各种奇难杂症层出不穷，癌症就是一个最好的例子，难道这真的是大自然对人类的惩罚？虽然恶劣的环境普通人无力改变，但是健康的生活习惯每个人都能做到。大家不要小看这一点，一个良好的生活习惯，许多病都近不了身。

一个年轻的后辈跟我说：老师，难！太难了！她细细跟我讲了现在许多年轻人的心态，是我这个年纪的人无法感同身受的，科技给人类提供了便利，也将现代人"养懒了"，怎么舒适怎么来，可是许多健康的生活习惯又和"克制"分不开关系。这个后辈给我看了一份中国癌症地图，其中肠癌的高发地区是浙江、上海、江苏，这几个地方有什么共性？那就是经济发达，可以说是中国最先富起来的区域，而肠癌是典型的富贵病，重要诱因就是高脂、高蛋白的饮食。

　　"很多人连少吃一口都忍不了，您又怎么要求跟古人一样养生呢？"后辈的话点醒了我。

　　说起来，我在北京电视台的中医养生节目《健康三杯茶》热播后，又出了许多中医养生书籍，在全国范围内有了一点虚名，许多人通过各种渠道联系我，希望我给出一些针对癌症的方子。甚至有些激进的人会这么说："补啊、养啊有什么用，其他病都是小病，癌症一来，是直接要命的病，我现在就怕癌。"

　　这么多人怕癌，我也早已意识到了"癌情"的严峻，为此我想了很久，癌症的治疗的确是难题，也不是我一人之力能改善的，但中医学系统中，讲究的是"上工治未病"，也就是推断病的发展，将致病源头堵住，这种思维，用来抵抗癌症这种可以发诸全身的疾病再好不过，治疗这么难，我们不如把重心放在防癌上，防癌就是最好的抗癌！

　　同时，我站在许多"现代懒人"的立场上，极力简化流程，教大家利用身边常见的草本植物，甚至厨房食材，也能泡出一杯杯"防癌茶"，花费不多，效果不少，关爱自己，善待家人。

　　本书得以顺利出版，我还要感谢北京良石嘉业文化发展有限公司的石永青先生和他的编辑团队，是他们的深度策划和精心整理，才使这部装帧精美的书走进千家万户。希望这本书能让您学到一些防癌知识，对您的生活起到细微的帮助，聚沙成塔，能减少一些癌症发病率，让可怕的数值小一点，这是我的祈愿。

于北京

目录
CONTENTS

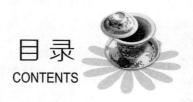

上篇　医高一尺，癌高一丈

第一章　治不如防，药不如茶 / 2
第一节　茶与癌，防与治——那些年被小看的"茶" / 2
第二节　比癌更致命的是"怕癌"
　　　　——越慌越错，方法不对，努力白费 / 7
第三节　身体的癌症"警报"——一旦发现，立即防癌 / 11

第二章　现代人，你们都是癌症预备役 / 15
第一节　癌起之不知所以——阴阳不足，下陷肌肤，内连五脏 / 15
第二节　哪种癌才是"癌中之王"——无孔不入的恶性肿瘤 / 19
第三节　癌症最爱靠近哪种人——现代人的致命恶习 / 26

中　篇　上工治未病，启动防癌初级戒备

第一章　会泡会喝，留得余香满齿牙 / 32
第一节　相爱相杀的茶与水 / 33
第二节　懒人福音，选一种防癌"基础"茶叶 / 36

第三节 茶有个性，喝出癌症别怪它 / 40

第四节 茶分贵贱，功效不分高低 / 44

第二章 扶正培本，防癌先防亚健康 / 47

第一节 补气理虚，黄芪糯米茶 / 48

第二节 益气健脾，陈皮甘草茶 / 52

第三节 填精益髓，芝麻枸杞茶 / 56

第四节 温肾壮阳，肉桂山药茶 / 62

第五节 养阴生津，洋参桔梗茶 / 66

第三章 若有香茶在案头，便是人间好时节 / 69

第一节 春饮花茶，万物生发 / 70

第二节 苦夏喝苦茶，泄暑祛湿邪 / 74

第三节 残秋喝茶重养阴润燥 / 79

第四节 严冬喝"浓"茶 / 82

第四章 全民防癌，同人不同茶 / 88

第一节 预防白血病，儿童可饮鬼针草茶 / 88

第二节 蓝莓果茶，女人远离宫颈癌 / 91

第三节 玫瑰花茶，保卫男女乳腺健康 / 94

第四节 老烟民多喝南瓜藤茶 / 98

第五节 上班族常备桂花铁观音 / 101

第六节 酒局常客请用蒲公英茶保肝 / 105

第七节 玉米须茶，呵护糙汉子的娇弱前列腺 / 108

第八节 老人抗癌，黄芪红茶最温和 / 111

第九节 "喝"走抑郁的解忧茶 / 114

下 篇　对症茶饮，专项整治，天下无癌

第一章　瘀血内积久成癌，活血化瘀通经络 / 118
第一节　田七丹参茶，导瘀血而敛新血 / 119
第二节　脸黄黄，经不畅，温经活血用川芎 / 122
第三节　机器人关节，牛膝草茶宜常饮 / 125
第四节　山楂冬青茶，血管清道夫 / 128
第五节　造血神器，党参桂圆茶 / 131

第二章　痰浊结坚成肿块，软坚散结疏津液 / 134
第一节　身体水肿难消，请用海带入茶 / 135
第二节　大腹便便请"消痞" / 138
第三节　胸闷气短，来杯蜂蜜柚子茶 / 141
第四节　夏枯草茶，化掉一切脏东西 / 144
第五节　寒湿身重，苍术茶让你恢复活力 / 147

第三章　癌症多从炎症来，清热解毒排脏物 / 150
第一节　小毛病缠身，多喝紫苏菊花茶 / 151
第二节　难言之痒，善用一味金钱草 / 155
第三节　火气冲天，金银甘茶调"脾气" / 158
第四节　只能润喉？罗汉果茶好委屈 / 161
第五节　弹走邪气，常饮大青茉莉茶 / 164

第四章　五脏防癌，看人"脸色"喝茶 / 167
第一节　脸色发青，小心肝——板蓝根加茵陈，经典茶方新喝法 / 169
第二节　脸色发白，肺有虞——请来"二君子"，凑成一杯橄竹梅 / 173

第三节　脸色发黄，脾胃不和——薏米大麦茶，厨房里的好茶方 / 176

第四节　脸色发红，心失养——茯神酸枣仁，补心又安神 / 180

第五节　脸色发黑，肾亏损——芡实核桃蜜，可茶可甜品 / 183

第五章　癌症近在咫尺，三杯茶拉你一把 / 187

第一节　肿块不消——乳腺癌三杯特饮茶 / 188

第二节　咳嗽不止——肺癌三杯特饮茶 / 193

第三节　便血腹泻——肠癌三杯特饮茶 / 197

第四节　白带异常——宫颈癌三杯特饮茶 / 200

第五节　胃部隐痛——胃癌三杯特饮茶 / 203

第六节　肝区疼痛——肝癌三杯特饮茶 / 207

第七节　进食疼痛——食管癌三杯特饮茶 / 210

第八节　排尿障碍——膀胱癌三杯特饮茶 / 213

第九节　鼻塞耳鸣——鼻咽癌三杯特饮茶 / 216

第十节　浓煮仙鹤草，严防癌症复发 / 219

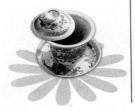

上 篇

医高一尺，癌高一丈

第一章　治不如防，药不如茶

第二章　现代人，

　　　　你们都是癌症预备役

第一章 治不如防，药不如茶

第一节 茶与癌，防与治
——那些年被小看的"茶"

提问：吴老师以往提供的茶方，都是以"养"为主，针对一般人群的养生，起到一种锦上添花的作用，在某种层面上可以说是比较"轻量级"的，为什么这次会出一本防癌的书呢？防癌难道不用出动"重型武器"吗？光靠喝茶会有效果吗？

这样的猜疑我完全能够理解，所以在本书开始的一些章节中，我会说一点防癌与茶方的基础知识，不仅是科普的意义，也是为了打消读者的疑惑。俗话说"用人不疑，疑人不用"，那么我要说"疑人不医"。抱着怀疑的态度，用什么施治手段效果都不会好的，其实这个道理放在任何事上都通用，如果你们抱着怀疑的态度去做一件事，最后的成果肯定不佳，社会中在某些领域有建树的成功人士，无不是毫不动摇地坚持向前。

给患者建立信心，是很多医生都会做的事，有了信心才有底气，才能严格执行医嘱，这其实就是心理暗示在一个层面上的作用，所以这里我也要给我的读者建立信心。说到这里，我想起现代人常常批判中医没有科学性，根本是一种玄学，心理暗示的作用特别大，在此我不想偏离主题对"中医科学性"展开长篇大论的分析，单说中医几千年来的临床经验，流传世上的医案、医书，其实就是一个大型数据库，这就足够后人研究了。而且为什么要否定"心理暗示"的作用呢？就以癌症为例，一个求生意识强并且积极乐观的患者，救治的希望更大，一个悲观的人，很可能在等待确诊的过程中就吓出病来。

那么，我们现在就来重新认识"茶"。这些年，许多人光把茶当饮料，其实是小看了茶，这里的"小看"有两个意思，一个是把茶的功效看轻了，一个是把"茶"的范围框定得狭窄了。

人类对茶治病的利用，可以追溯到神农时代，《神农本草经》中记载："神农尝百草，日遇七十二毒，得茶而解之。"所以现代研究认为，茶叶最开始进入人类社会，就是作为药物被发现的，而李时珍在《本草纲目》中指出：茶苦而寒，阴之阳，沉也降也，最能降火，火为百病，火降则上清。这里的"苦而寒"，显然是举例绿茶这样的茶，李时珍那个时代，温性的红茶、黑茶还没有在中国社会通行，但光是苦寒之茶，李时珍就把它捧到一个很高的位置：火生百病，茶最能降火。那么我们不难相信，茶叶具有良好的养生、保健、祛病功能，这其中就包括了防癌，因为"癌"在中医学理论中就是一种"邪热壅聚"的病，我们可以推断类似绿茶的苦寒

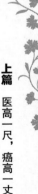

茶，对"癌"有良好的防卫作用。

这一切也被现代科学证实了，国内外一些研究表明，无论哪种茶叶，对癌症等肿瘤类疾病都有不同程度的防治作用，因为茶叶中的"茶多酚"是一种天然抗氧化剂，可以清除自由基，而自由基是引发癌症的罪魁祸首，其中日本医学界研究了20年，更得出一个惊人的结论：每日喝茶的人群，癌症风险将降低50%！并且，乌龙茶、普洱茶、红茶等不同的茶叶对不同的癌症还有不同的功效，其中绿茶因为"茶多酚"含量是其他茶叶的5倍，在正确泡制饮用的情况下，全面防癌的效果最佳，这样的结论，与李时珍对苦寒茶的定义是一样的。

光是小小一枚茶叶，就有如此强大的防癌功效，在以后的章节中，我也会针对不同体质的人群推荐不同的防癌茶叶，如果生活实在太忙碌，单选一种茶叶也可以达到基础的防癌目的，但是要取得更好的防癌效果，我想请大家把茶的定义想得宽广一点。因为我配伍的许多茶方，不仅会用到茶叶，也会选取一些常见的草本植物，红茶、绿茶是茶，花、草、果也可以入茶，甚至五谷杂粮也可以入茶，茶可以泡着喝，也可以浸着喝、煮着喝。

这一切，显然是以中医养生为基础，运用了草本药物和药食同源的理论知识。大家都知道，在中医学体系中，很多植物都可以作为一种"单方"，发挥本身的药性，就以金银花为例，金银花味甘，性寒，有清热解毒的作用，中医古籍记载金银花可以解疮毒、治痈疽，就是一种很好的肿瘤对抗"单方"。而现代生物医学分析金银花，认为其中含有黄酮素、有机酸类、三菇类皂苷，可以起到抗氧化、改善血液循环、抑制癌细胞的生长和分化的作用。那么如果我们用金银花入茶，就可以起到防癌、抗癌、治癌的作用，如果想更近一步，还可以用金银花搭配其他的"单方"，比如体寒的人，加点枸杞子、红糖，能够抵消金银花的寒性，单方加单方，就变成"复方"，可以解决更多的问题，治疗复杂的病症。

这就很好理解了，许多防癌的茶饮，其实就是一剂复方的汤药，但是用量轻、浅，配伍相宜，没有药物的烈性、毒性，最适合日常的保养，所以有的人说茶是一种"轻量级"的武器，我实在不能同意，小小一壶茶，凝聚着千百年来人类累积的医理智慧，运用得当，何须惧怕癌症呢？

再说到防癌不是一种"养"，也是一种思维误区，在接下来的章节中，我会讲解癌症的相关知识，各位读者可以更深入地理解这个问题，我现在简单定义一下"防癌"的概念：防癌，其实就是把"癌"挡在身体外面，把还没发作"癌"清除到身体外面。那么，有针对性地调养身体就是最好的方法，防癌就是"养生"的一种，养就是一种防，并且这种"防"是攻守兼备的。试想想，如果能用简单的茶方全面调整好身体状态，把"癌"可以攻击、常常攻击的漏洞堵住，那么"癌"就很难进入你的身体，就算进来了，身体的免疫系统也能很快将它打败。现代人的身体，面临着恶劣环境和生活恶习的双重压迫，"癌漏洞"可太多了，针对性的防癌茶饮是每个人都可以用起来的，而且是必须用起来的，这可不是"锦上添花"，而是"雪中送炭"啊！

防癌本应该是一种简单、日常的保健行为，我们每天都要喝水，将水换成养生茶饮，其实是非常方便的，但很多人因为不了解癌，更不了解茶，他们只是被癌的传闻吓怕了，反而去购买各种名

贵保健品防癌，作为一位医疗工作者，我比一般人更了解良莠不齐的保健品市场，金钱的消耗还是其次，身体的损毁才是隐患。所以，我希望有缘阅读此书的读者，能够仔细地通读全书，也许可以颠覆各位以往的认知，防病永远比治病简单，多喝防癌保健茶，就是把癌症拒之门外。

第二节　比癌更致命的是"怕癌"
——越慌越错，方法不对，努力白费

提问：吴老师，您在上一节中说的一些问题，真的说到了普通老百姓的心坎里，我们普通人不懂医学常识，各类媒体上有关"癌"的信息，真的铺天盖地，有时候越看越怕，一怕就慌，对于一些"抗癌"的产品、方法，宁愿试错也不愿放过，结果是"人财两空"，我们该怎么做好心理调适？

生活中有一类人特别典型，说他们爱惜身体，坏习惯一个不少，好习惯一个都没有；说他们不爱惜身体，有点什么保健风潮就赶趟。这类人，往往是爱惜生命的，日子越过越好了，经济条件上来了，希望通过一些"奇巧""简单"的手段，让自己健康长寿。于是，越来越多的中年人，被"新概念疗法"掏空了身体；越来越多的老年人，被保健品推销员骗光了养老金。别说意志不坚定的中老年人，许多受过高等教育、自诩新潮前卫的年轻人，也沉迷在伪中医偏方、进口保养品、新式保健器械当中，无法自拔。

以"抗癌"这件事为例，现代社会已经集体陷入了"癌恐

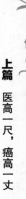

上篇　医高一尺，癌高一丈

7

慌",在这种恐慌之下,媒体发布的消息又不一定科学严谨,有时候甚至真假难辨。普通人做好心理调适的确不容易,许多人甚至形成了这种思维:反正现在的医院对癌一点办法也没有,不如剑走偏锋,找找别的办法,没有得癌的想"防癌",得了癌的想"治癌",不相信正规途径,反倒听信虚假宣传。

任何事都有方法,方法对了,努力才有意义,与癌症作战也是这样。如何找对方法?首先是建立一个科学的认知,凡事就怕慌乱,一慌就乱,找不到正确的方向,撞得头破血流。我之前说过,心理暗示是十分重要的,癌症的灾难已经蔓延到全球,癌症的可怕,普通民众也知其一二,但我可以定论,大多数人对癌症并没有一个科学的了解。误区之一就是把癌症当成"绝症",认为癌症无法治疗,实际上我们在媒体中看到的癌症悲剧,大多数发现就已经是晚期,给人造成癌症突发、无法救治的印象,其实癌症有一个长期的病发过程,甚至可以用"缓慢"来形容,出现癌细胞之后,我们有足够的时间去发现它、消灭它,根本不会对人的生命构成威胁。临床上早期肿瘤的治愈率有多少?数据显示,高达80%～90%!我直接将这个数据罗列出来,是给各位一支"强心针",癌症高发,但是只要早发现早治疗,是可以将它消灭在萌芽阶段的,治愈后加强养生保健,复发率也很低,请大家保持一个积极的心态,建立"抗癌"的信心与决心。

积极的心态是预防癌症的基石,中医学对情绪致病早有研究,所谓"怒伤肝、喜伤心、忧伤肺、思伤脾、恐伤肾",在现代医学中,出现不良情绪长期得不到开解,会使人出现精神委靡、神经衰弱、消化吸收功能紊乱等症状,直接影响免疫系统功能,削弱了人体自身对癌细胞的抵抗、清除作用。所以我常说，精神和生理是相互关联的，坏情绪是癌症的催化剂。

积极的心态在癌症治疗中也能发挥作用，即使是中晚期癌症患者，也不要放弃求生的意志，切忌因为恐惧而悲观。临床上有许多案例，患者因为绝望，拒绝配合治疗，治疗后也不定期复诊，造成癌症复发，实在令人惋惜，所以业内有一句玩笑话是这么说的：因为癌症死亡的患者，一大半是被吓死的。

有了科学的认知，也就有了辨识能力，社会中常见的"抗癌"陷阱，首当其冲的就是保健品。我可以很明确地说，任何保健品都没有"直接"防癌的作用，更不用说治癌，因为所有的保健品都属于"食品"，它没有药品批准文号，即使是药物，也很少有直接作用于"防癌"的特效药。而在我国允许售卖的保健品中，没有任何一种具备防癌、治癌的功能，所有打出有关"癌"的宣传，都可认定为虚假宣传！

现在的保健品宣传实在毫无逻辑，简直让人啼笑皆非，但总有一些人迷信概念炒作，浪费金钱，吃下一颗颗保健品丸、片，甚至一些癌症患者因为轻信保健品，放弃正规治疗途径，服用保健品延误了最佳时机，最终不幸去世。其实大多数保健品的成分，无外乎这么几种：维生素、矿物质、天然提取物。对人体的作用微乎其微，更不用说防病、治病，甚至因为成本问题，成分表中所宣称名贵珍稀提取物，分量少之又少，抛开剂量谈效果毫无意义。那么有的标榜浓缩、精华的保健品呢？这就更要谨慎了，过量服用这样的保健品，直接伤害的是肝肾功能。

保健品的营养成分，我们都可以从食品中得到补充，现代社会

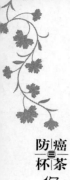

物质极大丰富，只要不是过分偏食，根本不会出现"营养不良"的状况，美国癌症协会的报告指出：所有保健食品，目前都没有明确证实的防癌效果，人们应该多从天然食品中摄取营养，如蔬菜、水果、谷物。同时，世界癌症研究基金会曾为民众提出了一些明确的防癌手段，其中单列出来的一条就是：不要使用补品防癌！

无论是癌症预防，还是癌症检查、治疗、康复，都要有科学的现代医学作为支撑，那么针对本书的主题，正确的"防癌"手段有哪些呢？首先是依靠自身，通过日常的养生来全面调整身体状态，包括健身与食疗，养成健康的生活习惯，并且时常自检，发现身体的不适症状，其次是依靠医学手段，定期到医院体检，完成癌症的早诊筛查，也可以选择癌症疫苗，目前医学界临床应用的癌症疫苗包括宫颈癌疫苗、肺癌疫苗、前列腺癌疫苗、莲见疫苗等，但大多数并未在我国注册，同时费用昂贵，接种禁忌多，副作用难以控制，并未大范围推广。

第三节 身体的癌症"警报"
——一旦发现，立即防癌

提问：吴老师，医院体检有专业的仪器和医生，那我们在家里"自检"该检查些什么？什么样的状态该引起重视呢？

癌细胞有3个特点，第一是狡猾，一旦发现身体漏洞，马上落地生根，可以发诸身体许多组织部位；第二是顽固，很难完全消除，留下一颗癌细胞，就有可能"春风吹又生"；第三是贪婪，它就像随风飘荡的种子，不断地扩张自己的繁殖领土，迅速转移，无限增殖，破坏正常的细胞组织。

好在任何事物都有发生和发展的时间需求，癌症也是一样，将它扼杀在萌芽阶段并不是难事，如女性高发的宫颈癌，很可能在年轻时就埋下种子，长期的宫颈糜烂得不到重视，癌变埋伏了十几年，到50岁之后才发病。在癌细胞潜伏的十几年中，女性本有无数次机会拯救自己，但是因为对宫颈癌的认识程度不够，平白浪费了光阴。

世界卫生组织已经发布明确公告，以现代医学的发展程度，现

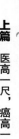

有的癌症，40%是可预防的，40%是可治愈的，20%的癌症是可以发展成慢性病来治疗的，也就是说肿瘤依然存在，但是没有性命之忧。面对这样的数据，我们应该更清晰地意识到，癌症并不是灭顶之灾，早期发现排查，是抵抗癌细胞三大恶性特点的最好手段，相比到正规医疗机构定期体检，更"实惠"的方法是每天抽出5分钟来自检。

世界卫生组织的癌症专家曾经提出"十大警报"，来帮助普通民众癌症自检，也就是说一旦发现此类"警报"，就有癌症潜伏的可能。但是这"十大警报"归纳得比较笼统，我觉得还远远不够，所以在此多列出了一些"警报"，为了方便阅读，我又分成了三大类，请各位读者按照实际情况施行对照。

• 癌症警报之"颜色"

观察你能看到的肌体表面，是否有不正常的发黄、发红、发青，重点检查部位：皮肤、眼球、舌底。

例如，如果一个人面色发黄，巩膜也黄，那么多半是肝脏功能不好；如果一个人皮肤总是出现莫名其妙的瘀痕，青紫色久久不褪，那么多半是凝血功能不好，这也是肝脏功能损伤，同时应该警惕血液疾病；而面色出现黑灰色，容颜晦暗，很可能是心脏、肺部、肾脏、肝脏等器官出现病变；如果在手掌的大小鱼际（两块隆起肌肉）出现蜘蛛纹路的泛红，也属于肝脏功能受损；当我们翻起舌底，发现血管粗大，颜色为暗紫色，也是肝区病变的前兆。

总而言之，当发现肌体出现一些不正常颜色，并且长期存在，大多数与肝脏功能有关，五脏相连，其他脏器也有不同程度的危险，一定要引起重视。

除了观察肌体表面，也要观察人体的分泌物，胃癌的早期症状就是胃出血，当粪便出现黑色，或者直接便血，说明胃癌的风险，值得注意的是，其他疾病的粪便带血多半出现在表面，颜色是鲜红色，如痔疮便血。除此之外，血尿、耳道出血、非经期阴道流血、咳痰带血、乳头溢液带血，等等分泌物颜色不正常的状态，都可能是癌症病发的前兆。

● 癌症警报之"形状"

通过眼睛观察和手指触摸，一旦发现身体任何部位出现肿块（重点关注部位：乳腺、皮肤、唇舌）并有逐渐增大的趋势，或者发现身体表面有浮肿，或者发现胎记、斑点、痣等出现变异现象（如增大、出血、痛痒、凸起）并在2～3个月内无法复原，应该高度重视，立即就医诊治。

● 癌症警报之"不适感"

身体是非常聪明的，任何一点风吹草动，就会引起强烈反应，制造一些"折磨"来提醒我们，其实这也是一种求救信号。可以说，一旦我们感知到不舒适，身体已经处在一个非常危险的境地中了，最日常的例子就口渴，当我们觉得口渴时，身体已经缺水了。

所以，当你们感觉到身体不适，并且已经持续一段时间，就可

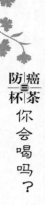

以对身体开展修整救助了。针对癌症的预防，要特别警惕以下状况的发生：突发性的体重减轻，常见于肺癌、胃癌、肾癌、大肠癌；身体容易疲乏，持续低热，浑身疼痛，骨关节酸软，常见于白血病、肠癌、胃癌；吞咽有异物感，食管灼痛，难以完成进食，常见于食管癌、胃癌；食欲减退，消化不良，排便习惯改变，常见于胃癌、直肠癌；头痛难忍，耳鸣，干咳，鼻塞，视力障碍，常见于鼻咽癌。

这么看起来，好像要排查的警报很多，其实只需要5分钟，我建议各位读者依照以下流程，每日抽时间完成自检：①头部（眼睛、鼻子、口腔）；②胸部（对称、肿块、凹陷、乳头）；③腹部；④阴部（结节、肿块、溃疡）；⑤全身皮肤；⑥身体分泌物。

一旦发现癌症的预兆，应该马上到医院全面体检，自检只是辅助手段，即使是没有自检出任何"警报"，定期到医院体检也是十分有必要的，虽说和自检相比不一定"实惠"，但和癌症治疗动辄数十万的医疗费用相比，医院体检还是相当"划算"的，胃肠镜5年做一次检查即可，胸部CT应该一年一次，超声检查半年一次，这样的频率，我认为是大部分人都可以负担的。

第二章　现代人，你们都是癌症预备役

第一节　癌起之不知所以
——阴阳不足，下陷肌肤，内连五脏

　　提问：我们生活中常见这样的状况，有的人莫名其妙就得了癌，确诊之前没有特别明显的症状，但一发现就是晚期。癌真的发作得这么毫无原因、毫无预警吗？吴老师，如果是这样的话，防癌到底该从何处下手呢？

　　其实不应该这样说，任何病都是有迹可循的，更别说癌症这样的大病，现代人说过得精细是精细，说过得粗糙也粗糙，精细都放在享乐主义上了，但中国的大部分人群还是没有一个定期体检的习惯，思维还停留在几百年前，比方说人吃五谷杂粮，怎么会没点小毛病？类似的俗语，已经根深蒂固地留在中国人的国民性当中了。可是这样的思维套用现代的环境，肯定是不太适用的，再说现代人

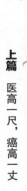

上篇　医高一尺，癌高一丈

15

的生活习惯，农耕时代人们日出而作，日落而归，饮食清淡，现代人根本不可能做到。

中国许多癌症患者，既没有发达国家人民定期体检的观念，又没有中国传统的养生概念，两头不靠，一发现就是大病，一病就是晚期，药石无灵，回天乏术。你要问他，以前有没有不舒服的时候，肯定有，身体疲乏、小炎症、小肿块，全部都不当一回事。现代人还有一个坏习惯，不舒服不上医院检查，喜欢自己到药房拿药吃，现在这药房也是越开越多，要不就是直接上医院让医生打点滴。许多话都是老生常谈，可我还是要说，能食疗不要吃药，是药三分毒，能中药不要西药，能口服千万别注射，这是铁律，许多药到人身体里，都是治症，不是治病，把不舒服压下去了，病还在身体里，越来越强大，到最后杀都杀不死，免疫系统全面崩溃。

癌症为什么这么高发，现代人都在追求短、平、快，不愿意浪费太多精力、时间、金钱在养护身体上，世界上没有无缘无故的爱，无缘无故的恨，更不会有无缘无故的癌，我在这里就简单讲解一下，中医学对癌症发病的研究理论。

当然，癌症在中医学系统中，不叫癌症，就像在西医学中的称呼是恶性肿瘤，癌症只是一种俗称。早在2000多年，中国就有癌症的医案记载，根据发病位置的不同，被称为乳岩、石瘿、骨疽、伏梁等，《黄帝内经·灵枢》的《痈疽篇》其实也是在说癌，现代的恶性肿瘤就是人体内的痈疽。无论叫什么，中医学理论对癌症病发的认知是一样的，那就是寒邪入侵人体，而恰巧这个人元气不足，这么一来就卫气不畅、血滞不行，人体失去了濡养，筋骨、肌肉、脏腑全部处于一种枯败的状态中，堵的堵，烂的烂，这些脏东西自然会聚积起来，变成炎症和肿块，久而久之，又形成恶性肿瘤。

我们用现代医学医疗来分析一下，元气不足其实就是身体底子差，现代人90%都是亚健康状态，卫气不畅就是免疫力低下。现代人的通病是药物滥用、运动太少，寒邪入侵就不用说了，环境、饮食、烟酒、恒温空调……现代人就像一个满是虫眼的歪楼，还要承受四面八方吹过来的邪风。

现在大家应该明白了，癌症是一种"下陷肌肤，内连五脏，筋骨良肉皆无余"的病，可以发诸在身体任何一个地方，因为它的源起，是人体的全线崩溃，这也是为什么癌症在中医治疗中，无论发病在哪一个地方，都要采用五行阴阳辨证来分析，不仅是研究肉眼可见的人体，这里所说的肉眼可见，包括了人体解剖后的五脏六腑，还要研究眼睛看不见的气机、血液、经络、津液等。

这也就是癌症难治的根本原因，按部位要分阴证、阳证，按生长速度要分阴证、阳证，按病程也要分阴证、阳证，虚虚实实，反反复复，很难把握。但是防癌就要简单得多，我简单地总结了一下，要成功地防癌，走好扶正培本、活血化瘀、清热解毒、软坚散结、通调五脏这五步就足够了。

那么这五步又有什么讲究呢？从字面的意思看，我相信各位读者应该很好理解了，扶正培本是第一步，也就是全面提高身体素质，提升免疫力，中医学认为正气存内，邪不可干，一个人身体底子好了，正气充足，什么外邪进来都能打败；活血化瘀，打通血脉，脏血才不会内积，肿块才不会形成；清热解毒，就是摆脱炎症困扰，炎症大多是寒化热，炎症反复，热盛就会生癌；软坚散结，就是把已经结成肿块的浊物消散，防止进一步恶化；通调五脏，这

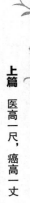

是专项整治，让五脏功能重回平衡生态。当然，这五步毕竟是基础，针对身体尚没有严重不适的大多数人是有效的，对那些已经有特异症状的人群，咱们可以再用专项对症的特饮茶，一样可以扭转身体状态。

什么病最好治？没发作的病最好治！中医学讲究治"未病"不治"已病"，其实就是养生观念的基底，防癌无需灵药，草本茶方就是最好的灵药，请不要等到癌症敲门才怨叹命运不公，我希望每个人都能领悟防癌的重要性，并且明白防癌并没有那么复杂。

第二节　哪种癌才是"癌中之王"
——无孔不入的恶性肿瘤

　　提问：癌症有很多种，最可怕的是哪一种？

　　虽然现在很多种癌症都被宣传成"癌中之王"，但是我必须要说，这样的评选没有意义，因为类比的侧重点不同，每一种癌都有它的特点，就是在同项目的类比上，有时候也难分胜负，所以这个问题很难给出准确答案，每一种癌都有其可怕之处。不过，针对不同的人群，重点预防的癌症也不同，这里我将挑选几个典型的癌症进行讲解，加深读者对各类癌症的了解。

　　肺癌目前被称为"中国第一癌"，最近10年的发病率和死亡率位居榜首，专家预计在未来的10年中，我国的肺癌患者将达到百万人次，成为世界第一的肺癌国家。中国的肺癌高发有多种原因，最严重的两大原因就是烟草与环境污染。

　　其中烟草又是肺癌发生的重要诱因，医学界认定，90%的肺癌都是由于吸烟引起的，这其中又包括主动吸烟和被动吸烟，被动吸

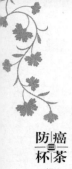

烟也就是我们常说的二手烟。众所周知，我们国家的禁烟运动比较滞后，相对于欧美国家，我们迟到了近一个世纪，所以在他国肺癌发病率下降的时候，我们通过禁烟防治肺癌才刚刚起步。

环境污染又包括室外环境和室内环境，室外最常见的就是大气污染，雾霾天气已经成了全民问题，PM2.5的颗粒可以长驱直入进入肺泡组织，对肺部的伤害难以逆转，其中就包括各种致癌有害物质。室内的污染则多半来自厨房油烟和装修，并且这两种污染短时间很难消解，可能反复形成。

肺癌最常见的症状是反复咳嗽、胸闷、咯血，中老年属于肺癌高发阶段，一定要注意身体的微小状况，我的建议是加强养生，比如饮用防治肺癌的养生茶饮，戒烟或减少吸烟，厨房加设除油烟装置，并增加这些装置的工作时间，装修少用石材和化学胶。一旦发现身体有异常状态，可选择胸部CT对"早期肺癌"进行排查，早期的微小结节完全可以通过微创手术彻底解决。

肺癌重点预防人群：长期吸烟者；烟熏火燎的家庭主妇；生活在重度雾霾地区的居民。

胃癌、食管癌、肠癌是最常见的3种消化系统癌症，特点是常见、多发、死亡率高，因为其致病原因常常和饮食习惯相关联，叫人防不胜防。

胃癌早期没有明显症状，就算有也很难引起人们的注意，试问生活中谁没有过腹胀不适、食欲下降？同样的，食管癌的早期症状，仅仅只是吞咽困难，肠癌也许是便秘或腹泻。这些症状如果长期发作并得不到救治，不仅会发展到癌症晚期，并会引起其他的疾病，患者年纪一大，各种疾病相互牵制，许多癌症治疗方法也无法实施。

消化系统癌症最重要的就是注意饮食，中医学认为饮食应该五味调和，也就是说甘、苦、酸、辛、咸的相关食物要摄取均衡，无论偏嗜哪一味，都有致病的可能。比方说现代人都吃得过咸，咸的食物刺激食欲，提升味道，这不仅是我国国民的坏习惯，在日本情况更为严重，所以胃癌的发病率在中、日两国居高不下。盐本身没有坏处，引发癌变的主要原因是长期的高盐饮食，将破坏胃黏膜的保护层，使胃酸分泌减少，使得胃黏膜反复溃疡糜烂，容易引起胃黏膜细胞局部癌变。如果一个人不仅口味重，又喜欢吃高脂肪食物，吃饭时间又不规律，这就是在为癌细胞提供绝佳的生长环境。

食管癌和肠癌也多由"肥甘厚味"引起，食管癌还要注意避免吃得过快、过烫，肠癌则需注意定时排便。总而言之，消化系统的大部分癌症，都可以通过改变饮食习惯来预防。

胰腺癌在所有的癌症中预后最差，治疗困难，生存率很低，容易引起转移性疾病，患者不治疗只能存活几个月。早期症状有腹痛，因为癌细胞可使胰腺增大，压迫胰管，使胰管梗阻、扭曲、扩张，集中在上腹部，疼痛的感觉多为绞痛，向腰背部放射。这样的疼痛刚开始较轻，慢慢持续发作及加重，疼痛会在夜间加剧，仰卧时更甚，当人坐起来身体蜷缩时会减轻，因为疼痛是发射性的，癌变会压迫腹腔神经丛，后期会感觉痛及下腹部。

除了疼痛，胰腺癌患者会有梗阻性黄疸出现，皮肤和虹膜发黄，九成患者还会突然消瘦，短期内体重严重下降。

　　胰腺癌重点预防人群：长期吸烟饮酒者；超过60岁的老年人，并患有糖尿病、胆囊炎、胰腺炎等慢性疾病；长期接触汽油相关工作者。

　　肝癌是最昂贵的癌症。有的人会说，肝癌一手术就好了，其实不是这样，肝脏肿瘤切除手术，是最早使用的癌症手术，但是使用了100多年，治疗效果并没有提高多少，为什么呢？因为肝癌手术的条件太严苛了，大部分患者都不符合手术条件，只有20%的患者能够切除治疗，一般来说，肿瘤直径超过了5厘米，癌瘤侵犯了门静脉和下腔静脉，就不建议手术了。同时，就算某位患者是那20%的幸运儿，也顺利通过了手术，但是我们要明白，肝脏是人体的重要器官，它分解红细胞，分泌蛋白质，产生消化脂肪的胆汁，存储糖原……许多进行了手术的肝癌患者，对肝功能损害非常大，肿瘤切除了，剩余的肝脏也工作不到位了。

　　那么不切除，直接肝脏移植呢？首先肝脏移植要求严苛，和切除手术是一样的，其次费用极高，加上术后复查和服药，整个治疗动辄达几十万元，这还是在没有并发症，术后恢复良好的状况下的价格。大部分肝癌患者只能通过化学治疗（简称化疗）与放射治疗（简称放疗），但费用同样昂贵，每一期的治疗费用也在数十万元不等。

　　肝癌如此恶性，我们更要注意预防，现代肝癌发病有年轻化的趋势，特别是40岁上下的青年骨干们，正处于事业发展期，生活、工作的压力又大，最容易陷入应酬过多的境况中，肝癌与烟酒过量、情绪压力、饮食失节、作息紊乱大有关系，预防肝癌首先就是推掉不必要的交际，健康生活。导致肝癌的原因也有病毒性的，大多数肝病患者都是肝癌的"预备军"，如肝炎，由肝炎发展为肝癌的比例连年递增。

肝癌重点预防人群：肝炎、脂肪肝患者；酗酒者；炎热、潮湿地区常住居民。

曾经的白血病人人害怕，多半是由于影视剧的宣传，这种病大部分是青少年患上，一患上就无法治疗，重创一个家庭。实际上，随着医学进步，白血病并没有那么难以治愈。白血病是一种血液癌症，患者的血液、骨髓以及组织器官里，存在了大量异型白血病细胞，这种细胞干扰了正常造血功能，出现贫血、出血、淋巴结肿大、关节疼痛等症状。

和影视剧宣传不同，白血病的主要发病人群还是成年人、老年人，相比肝癌等癌症，白血病也没有直接的遗传性，按发病缓急可分为慢性白血病、急性白血病。慢性白血病发展缓慢，病程可以拉长到数年，主要症状就是乏力、淋巴结肿大、消瘦，甚至没有什么症状，血常规检查才能发现异常；急性白血病发病急，主要症状是感染、贫血和出血，如皮肤莫名其妙的瘀青，

目前治疗白血病的方法主要有：静脉化疗、骨髓移植、靶向治疗。恶性程度比较高的是急性白血病，危及生命，需要尽快治疗。从1990年起，骨髓移植就开始广泛应用了，疗效比单纯化疗效果强很多，50%患者可以彻底治愈，而且经过多年的累积，目前国内的骨髓移植环境已经非常好了。同时，靶向药物治疗的研究日新月异，曾经的急性早幼粒细胞白血病，是一种致死率极高的急性白血

病，如今只需要口服药物，治愈率就能达到80%～90%，这些药物不损害正常细胞，对患者治愈后的生活影响也很小。慢性白血病发展缓慢，一般不需要进行静脉化疗和骨髓移植，通过口服靶向药物就能控制病情，只要定期检查，不影响患者的生存时间。

预防白血病主要还是注意环境问题，少接触化学、放射类物质，如儿童、孕妇就不宜在刚装修的新房内居住。其次，不要滥用药物，注意食品卫生。

白血病重点预防人群：贫血的少年儿童；长期服用抗生素药物者；接触放射性或化学物质的工作者。

说了这么多可怕的癌症，我们再来说一些"有特点"的癌症。

宫颈癌是一种"女人癌"，也是常见的妇科恶性肿瘤，这种癌症病变过程很长，从妇科疾病发展成为宫颈癌大约需要10年时间，也就是说女性在年轻时埋下了病根，往往在40岁之后才会发病。年轻女性处于性活跃期，雌激素水平较高，容易患上各种妇科疾病，如性交出血、阴道分泌物增多、月经异常、宫颈糜烂、宫颈炎。这个时候不要害羞，应该及时上医院治疗，宫颈癌是一种很容易预防的疾病，即使是发病后，治愈率也很高。

前列腺癌则是一种"男人癌"，它的潜伏期也很长，发病患者多为老年男性，即使患有这样的癌症，预期寿命也有10年以上，如果早期得到治疗，治愈率可达到80%～90%，但是早期没有采取措施，发展为晚期了，患者存活时间不过5年。问题就在于许多男性对身体关心不够，前列腺癌一旦出现了明显症状（血尿、排尿困难、髋部疼痛），多半就是晚期，所以建议广大男性做好前列腺保养，

45岁以后定期做B超的筛查，前列腺癌可能会导致性功能低下，应该及时到医院诊治，不要自行购买 "壮阳" 保健品服用，这些保健品多半会增加雄性激素，反而会使病情恶化。

甲状腺癌是最善良的癌症，女性发病率高于男性，但一般是良性的，男性发病率低，但一般都是恶性的，是一种由于甲状腺功能障碍导致的疾病。无论良性还是恶性，甲状腺癌的治愈率都很高，早期发现，正确治疗，95%的患者不会危及生命，但这种癌症比较折磨，特别是对日常工作、交际影响很大，许多甲状腺癌的患者，早期最明显的症状就是心烦气躁，常常没来由地发火，另外身体容易疲劳，根本无法坚守工作岗位。

我们常听说这癌那癌，好像很少听说"心脏癌"，不是说癌症无孔不入吗？为什么心脏不会得癌呢？这种说法其实是不够严谨的，心脏并不是"免癌区"，心脏也会患上肿瘤，但多半为良性，因为心肌细胞不会分裂繁殖，所以很难癌变，同时心脏不断跳动，血流速度极快，癌细胞也很难转移侵扰到它。可是，有的恶性癌细胞太强大了，还是会扩散到心脏，最常见的转移包括肺癌、乳腺癌、淋巴癌，这种转移很难诊断，许多老年人直到去世也没有被发现，甚至需要经过尸体解剖才能证明，所以"心脏癌"是最名不见经传的癌症。

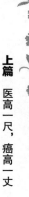

第三节　癌症最爱靠近哪种人
——现代人的致命恶习

　　提问：这么多种癌症，好像每一种都离我特别近，每一种都想预防，该怎么办？

　　人体只有指甲和头发不会得癌症，每一种癌都很可怕，现代人一看癌症的发病原因，心就慌了，好像每一种都是冲着自己来的！我想说的是，这种思维并不是杞人忧天，现代人的各种生活恶习，可以说每分每秒都在"培养"癌症，与癌症近在咫尺。

　　那么癌症常常找上哪些人呢？咱们排除年龄、性别、先天身体条件等因素，只从生活习惯来说说。

　　中国的烟民数达到3.5亿，占全球1/3，许多男性从十几岁就开始吸烟，成年男性不抽烟反而是中国社会的"异类"。中国每年都有数百万人死于吸烟，相关的疾病更是多不胜数，有明确数据显示，吸烟导致的癌症有13种，最明显的例子就是肺癌，我国肺癌发病率和死亡率占所有癌症的20%，就是因为约90%的肺癌是由吸烟引起的。

　　数值惊心动魄，这和我国国情也有关系，我国的禁烟来得太迟，进行到现在还是滞后的，所以我国烟草种植、收购量、卷烟产量、消费量都是世界第一，吸烟人数和吸烟致死人数，当然也是世界第一！这与国际社会的控烟指标相差太远！同时不良的吸烟习惯，也是中国目前的弊病，我们经常能看到一些成年男性，在非禁烟区吸烟，在密闭空间内吸烟，丝毫不顾及身边的非吸烟者，甚至是儿童、孕妇，这样的公共礼仪被人忽略太久，许多被迫吸二手烟的人都已经神情麻木，没有主动开口制止的习惯。注意，这种情况也常发生在家庭中。实际上，就算是二手烟，都有上千种化学物质，几百种有害物质，其中致癌物达到69种，会引发各种癌症疾病，吸烟者患肺癌的概率比普通人高15倍，患膀胱癌的概率高5倍，患胰腺癌的概率高3倍……并且，随着人的年纪渐长，烟龄增长，身体免疫功能下降，这种患癌的风险还会逐渐增加。

癌症首先爱靠近的人群就是那些"老烟民"，不要侥幸说有的人吸烟一辈子，什么毛病都没有，这种幸存者偏差存在于所有领域，但并不代表你就是那幸运儿，不要拿自己的健康博弈。也不要觉得自己吸烟十几年，现在戒已经晚了，30岁之前戒烟，身体抗癌水平还可恢复至正常人水平，即使50岁戒烟，也能恢复正常人的一半水平。

除了吸烟，还有酗酒，请注意是"酗酒"，少量的乙醇并不会影响身体健康，但是长期的大量的饮酒，就不仅仅是伤肝那么简单。当然我们都知道，长期酗酒会有肝癌风险，其实不止于此，早在1988年，国际癌症研究机构就将乙醇判定为一级致癌物，会导致消化道癌症、呼吸道癌症、肺癌、乳腺癌，然而并未引起太多警示，毕竟全世界爱喝酒的民族太多了，于是在十几年后，世界癌症

报告直接显示：因为乙醇造成的癌症死亡占到30%。

乙醇本身并不是致癌物，但是它的代谢物可以促进癌症病发，比方说肝癌，乙醇进入人体后，首先在肝脏分解代谢，肝脏任务太重，就会发展为功能障碍，引起脂肪肝，接着进一步恶化成酒精性肝炎、肝硬化、肝癌。针对上消化道，乙醇在唾液中转化成乙醛，乙醛是一种可以溶解或活化的致癌物，对整个上消化道产生极大的刺激，在它的长期刺激下，我们的咽、喉、食管、胃就有可能癌变。

喝酒一定要控制分量，针对癌症的预防，成年男性一天不要超过一瓶啤酒，或高度白酒50克，低度白酒75克，果酒200毫升，成年女性在这个分量上减半，儿童不要饮酒。

第三种就是肥胖者，肥胖者多有不健康的生活习惯，吃得快，吃肉多，蔬菜水果吃得少，而且不爱运动。吃东西太快，不反复咀嚼，不等食物晾凉就吃，这对食管、胃部是一种伤害，容易患食管癌；喜欢吃高脂高蛋白食品，膳食纤维摄入少，久坐不动，容易患上肠癌。

国外一项研究表明，体重每增加15千克，食管癌的发病率就增加50%，甲状腺癌增加30%，肠癌、肾癌增加25%，胆囊癌增加24%。除此之外，肥胖还与卵巢癌、胰腺癌、甲状腺癌、乳腺癌、子宫内膜癌密切相关。

对于肥胖为什么致癌，原因众说纷纭，许多医学家认为脂肪细胞释放激素，会激发癌细胞的生长，就像给植物提供源源不断的养分，同时也阻碍了癌细胞的代谢消失；也有的医学家认为，多余的脂肪会促进胰岛素分泌，影响细胞生长的周期，如促进细胞成长和分裂，这种促进是好坏不分的，癌细胞也在其中，许多肥胖患者因为脂肪堆积，容易患上慢性炎症疾病，也可诱发癌症。

在中医学的角度来看，肥胖多与"湿、痰、虚"有关，而"癌症"是体内的痈疽，就是正虚邪犯导致的"堵塞"，如湿热积聚，蓄久成毒，气滞血瘀，最终形成肿块，从发病机制来看，肥胖和癌症有相似之处。

无论结论是什么，肥胖者是癌症高发人群是没有异议的，肥胖不仅可以直接致癌，突然肥胖还可导致癌症病发提前20年。随着生活水平提高，我国儿童与成人超重比例屡屡攀升，其中许多人是腹型肥胖，光胖肚子，危害更大。

所谓寻医不如自医，饮茶是一种防癌手段，养成良好的生活习惯更是锦上添花，大多数致癌习惯并不是不可抗力因素，只需节制欲望，许多癌症都会躲着你。

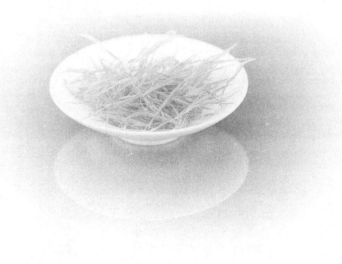

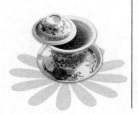

中 篇

上工治未病，启动防癌初级戒备

第一章 会泡会喝，留得余香满齿牙

第二章 扶正培本，防癌先防亚健康

第三章 若有香茶在案头，
　　　　便是人间好时节

第四章 全民防癌，同人不同茶

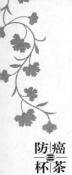

第一章　会泡会喝，留得余香满齿牙

　　茶之味，茶之德，古今中外的文人雅士已经赞颂得很多了，泡茶的学问，我们中国人已经修行了几千年。我对喝茶也算是颇有研究，会喝先得会泡，茶叶、用水、火候、茶具、心境、环境，这都得讲究，配合相宜才能喝出一杯茶的致灵致性，此类的知识点，在我以前的茶饮书籍中，也有过介绍。

　　但是随着时间流逝，我越发觉得什么事太拘泥于形式，反倒不美。《红楼梦》里妙玉泡的是老君眉贡茶，用的是陈年梅花雪，烧的是橄榄核炭火，装茶的器具是绿玉半斗，肯定是极风雅的，茶的滋味不用亲口品尝，满纸茶香已经从字里行间透出来，让人口舌生津，可惜这位会泡茶喝茶的妙人儿却说：喝茶一杯为品，二杯即是解渴的蠢物，三杯便是饮牛饮骡了。如此刻薄，不免让人皱眉，玉杯里装着精心泡制的贡茶让人愉悦，但田间老农劳作之后，喝下几大口树荫下的瓦罐粗茶，解渴消暑，满足感也是一样的。

　　只要能让人感觉幸福，那么这个事物就是美好的，阳春白雪下里巴人，音乐如此，茶也如此，我现在更想宣扬的一种饮茶态度是：别把喝茶当成仪式，而要当成日常习惯。除了喝味道，更重要的是通过喝茶培养健康的生活习惯，通过草本茶方的配伍祛病养生，在这样的目标之下，我们就更不用拘泥茶叶贵贱、水源等级这些指标。举个简单的例子，小白领用玻璃杯泡一枚茶包，里面都是低等级的茶碎末，这也比喝饮料来得健康。

无论是泡法还是喝法，我们完全可以按照自己的心意来，选择最舒服的方式，不仅要"齿香"，更要"心香"，这也是一种生活态度。当然，防癌茶毕竟是功效茶饮，在制作过程中还是有一些技巧手法，以保证杯中的材料发挥出最强功效。在这里，我期望以最简单的方式呈现给大家。

第一节　相爱相杀的茶与水

陆羽的《茶经》备受后世推崇，指出泡茶需要用天然活水，泉水上、江水中、井水下，无根之水被称为"天泉"，比如雨水、雪水，唐宋人民懂享受，白居易就曾赋诗"融雪煎香茗"。但在当今社会实现起来，毕竟不太现实，就说天降的那些"水"，环境污染得谁也不敢喝，井水、山泉水，在城市中也不多见。如果说一味迎合古人的习惯，我们就不用喝茶了，事物是不断变化发展的，照搬经验没有意义，陆羽时期的制茶工艺落后，根本没有当今市面上常见的绿茶、白茶、红茶，所以连他也不知道不同的茶要用不同的水，会有不同的味道。同理，对于哪种水最好，陆羽时代的

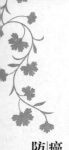

科学技术水平有限，他只能对能找到的样品做出主观的总结，肯定是不太科学的。

不过，陆羽的概念毕竟没有大差错，他所推崇的水，以现在的标准来说，都属于清澈无杂质的"软水"，说明水中的钙镁离子含量较低，水的软硬度又与pH值（酸碱性）息息相关，通常来说，水质越硬pH值越大，茶汤颜色越深，则会损失茶汤的色、香、味、营养。记住一点，茶汤的颜色浓、味道浓，不代表对身体最好。

所以，我以现代人最容易获得的水源举例。最好的水当然是天然矿泉水，注意查看产品标识数值，以及生产工艺，许多天然矿泉水都会经过臭氧消毒杀菌，同时会添加一些自以为"健康"的微量元素、矿物质，如果是作为饮用水，这是没有大问题的，但是用来煮茶、泡茶，就不太适合了。臭氧消毒工艺可能造成天然矿泉水出现溴酸盐，这是一种致癌物质，而一些添加物很可能与茶料发生反应，影响成分功效。

所以在选择不同品牌的天然矿泉水时，一定要注意pH值、有无臭氧工艺、添加物这3项指标，要求高的人甚至可以考察水源。只有天然无添加物的"软水"，才能最大限度地发挥茶汤的功效，并且不会产生有害物质。

与天然矿泉水同理，我们生活中常见的桶装水也是如此，如果有选择，请尽量选择成分说明详细的桶装水，也无须跟风跟潮流。比方说现在以弱碱性为卖点的水，宣传得十分"高大上"，但它连最基本的泡茶要求都达不到，就以最常见的绿茶茶叶为例，正常的汤色是明亮的、浅色的，用"昂贵"的弱碱性水一泡，反而变成了赤红色，这是茶多酚溶出后迅速氧化的象征，茶多酚是重要的防癌物质，也是茶叶基础的色香味来源，却因为水没选对浪费了，这就是弄巧成拙。

我其次建议的水源就是自来水，但要注意置放沉淀，特别是居住在硬水区域的人民。那么如何分辨家里自来水的软硬呢？方法很简单，我相信年长的读者都有这种经验，日常清洗中洗剂用品很难起泡，或者是烧完水后器具容易起水垢，这都是硬水的象征。将自来水打出来置放一段时间，取上层饮用，可以比较好地解决这个问题，即使是软水也可以静置处理，因为自来水会加入氯气，并携带水管中的铁离子，严重的地区甚至会在水面形成"垢膜"。当然，针对有条件的读者，我更为建议使用滤水器过滤自来水，也可以购买酸度计、电导率仪来检测水源的酸碱、软硬度，花费百千元不等，并不是太过昂贵的花销。

这里推荐的两种水，都是普通老百姓简单易得的，也许并不能凸显茶汤的顶级滋味，但绝对是对健康无害的，至于水的其他运用知识，如温度、用量，因为各种防癌茶饮的原料不同，制作手法也不同，我会根据不同的茶方一一详解。

第二节　懒人福音，选一种防癌"基础"茶叶

　　提问：我们日常琐事特别多，工作压力也大，保健茶总有那么多材料，要买、要找、要泡、要喝，知道是对身体有益的东西，但总感觉分不出那么多精力。又想防癌，又想省事，吴老师，有没有最简单的一种茶啊？

　　其实有这种问题的人不在少数，与其说你们忙，倒不如说你们"懒"，功利地把事情分成轻重缓急，说到底，还是没有把养生保健当一回事。平时听说什么饭馆好吃，开车排队也得凑热闹，项目下来有点奖金，熬几个夜也得拿下来，奖金到手买点东西就花完了，干这些事内心有满足感，所以能够主动分出精力和时间去做。可是这些事和健康一比，根本是微不足道的，很多人是病不上身不知痛，养生保健又是一种长期行为，不会马上取悦人的神经，所以总被忽略。

　　我推荐的保健茶，方子在保证效果的前提下，已经是尽量简化了，可以说最大限度地贴合现代人的生活习惯，一本书里方子那么多，其实也不要求每个人备齐每一种方子，各位只需按照自己的需求挑选几个长期茶饮方，材料不过十几种，买、洗、泡，平均到每一壶上的时间是20分钟左右，何况很多方子多有重复，特别是那些基础类的茶叶，就更容易准备了。

说到基础类的茶叶，我有一个针对"超级懒人"的防癌策略：如果你们真的连20分钟都挤不出来，那么就选一种茶叶喝。什么意思呢？就是别的本草材料都不用了，拿上最常用的杯具，里面泡点茶叶——茶树的叶子，可以是绿茶、普洱茶等，这些基础类的茶叶也有防癌效果，几个手指一撮，热水一泡，可以说十分方便。

防癌效果较佳的茶叶，我推荐绿茶、乌龙茶、红茶、普洱茶，这4种茶叶各有利弊，所以综合抗癌效果差不多。如绿茶的茶多酚（抗癌物质）含量虽高，但因为属于未发酵茶，茶多酚容易因为各种因素的波动被氧化，好虽好，缺陷也很明显；乌龙茶和绿茶同宗同源，又经过了半发酵，防癌效果是不错的，但是咖啡因含量比较高，非常不适合神经衰弱的失眠患者，饮用不当还会损害肝、胃、肾等器官。

现在不同的茶叶被赋予了太多额外功效，的确，不同茶叶的营养成分五花八门，但想想看，一般人没有大口大口吃茶叶的吧？在总体摄入量较小的情况下，不同的茶叶起到保健作用的成分大同小异，无非就是多酚类、茶氨酸、生物碱、芳香物质这几类，针对防癌这个功能，最有效果的就是茶叶中的多酚类物质，它不仅可以直接预防恶性肿瘤疾病，更可以抗氧化、抗衰老。

所以，选择基础茶叶进行一个基础的防癌，完全可以按照自己的口味来选择，因为功效差别不会很大。除了我刚刚推荐的4种，别的茶叶也可以选，从"想"到"做"的流程越简单越好，这样才能

保证"懒人们"喝茶的积极性，以免又陷入选择困难不了了之。

从中医学角度来说，不同的茶叶适合不同体质的人喝，那么我建议——如果体质倾向特别明显，又不愿意搭配其他材料，就要稍微注意一下茶性的寒热温凉，原则上发酵程度越高的茶性质越"热"，绿茶性寒，生普洱茶性寒，乌龙茶中性，熟普洱茶性温，红茶性热，体热之人可以选择绿茶，体质虚寒的人多喝红茶、熟茶普洱。

● 懒人喝茶注意事项

做事要会总结技巧，越是懒，越要学些"小窍门"来达到事半功倍的效果，利用最基础的茶叶来防癌，如何达到最佳效果，这里面也有技巧。

喝茶的时间可以自行安排，但是要注意选择茶叶种类。每天早晨起床，人经过一夜的睡眠，身体缺乏水分，血压低又导致整个人昏昏沉沉，此时选择红茶淡泡早餐后喝一杯，能够快速补充新的水分，稀释血液，同时红茶的利尿功效可以快速排除身体的废水，消除早起的水肿，又能刺激大脑神经中枢，使人精神振奋。

如果决定喝绿茶，早上是不适宜的，因为绿茶性寒，对还未全面苏醒的"身体"是一种刺激，最好是下午3点左右来喝它，此时人体肝火旺盛，饮用绿茶或者青茶（乌龙茶、铁观音等）最好，这类茶没有全发酵，性质寒凉归肝经，可以清理肝脏毒素。喝这样的"下午茶"可以稍微泡浓一点，能够振奋午后昏昏欲睡的状态。

晚上一般来说不合适喝茶，一定要喝只能选择黑茶，黑茶的范围很广，湖南安化黑茶、陕西茯茶、四川藏茶，甚至云南的普洱茶，都属于后发酵型的黑茶，特点是前期加工未发酵，但后期会经过渥堆陈化以达到发酵的目的。相比红茶这样的全发酵茶、部分乌龙茶品种的重发酵茶，黑茶性质更为温和，咖啡因、茶多酚含量少，茶多糖、茶氨酸含量多，前者使人兴奋失眠，后者却能够平衡大脑活动，使人镇静下来。另外，现代人的晚餐容易过量，对许多人来说，一日三餐只有晚上才能安心吃顿饭，常常是该睡觉了，晚餐还没消化完，那么晚餐后请喝一杯黑茶，黑茶的暖胃功能强，丰富的茶多糖可以帮助人体分解脂肪，降低血脂，全面增强人体消化系统的吸收功能，而且刚好在睡眠时间也让肠胃休息，有助于人进入深睡眠状态。

日常用基础茶叶防癌，泡法十分简单，只需注意水温和比例。粗老的陈茶可以用100℃的沸水，如普洱茶和乌龙茶，但是嫩幼的新茶，水温则要适度降低，80℃左右为佳，这样才能带出鲜茶的风味和营养。洗茶不是泡茶，过水20秒就足够，茶叶与水的比例大约是1∶50，可以根据个人口味调整浓淡，每日喝茶叶6～12克为佳，分3次加水，抽烟者、喜食肥甘者、恶劣环境工作者可以适当多喝一点。

第三节　茶有个性，喝出癌症别怪它

提问：吴老师，您刚刚说到有的茶叶饮用不当会损害肝、肾，这是怎么回事？我们也听过这么一种说法，茶叶不仅不能防癌，还有可能致癌？所以茶叶里面含有哪些有害成分，那么多茶方以茶叶为基材，我们还能放心喝吗？或者说，我们如何规避这种风险？

万物有灵，茶叶也有它的个性，它和许多本草药物一样，用得好能救人，用得不好则能害人，这并不矛盾。《西游记》是一本大书，不仅是因为降妖伏魔的精彩故事，而是因为它揭示了普世的许多真理，所以流传至今，如沙悟净，放在天庭他是卷帘大将，放在流沙河他是吃人的妖怪，放在唐僧队伍里他是挑担人，因为安排不同，角色就不同，起到的作用也不同。古人说知人善任，用什么人，怎么用，用到什么程度，这都是学问，同理，养生保健的茶方也是一样的。

茶叶的防癌效果，在之前的章节我已经从中医学、西医学角度做出过论述，之后我更会针对不同的茶方详细为大家解释，这里不多赘述。为什么会出现喝茶致癌，或者说喝茶伤身的传闻呢？正所谓无风不起浪，这些传闻其实是有一定科学根据的，但造成恶劣后果的往往不是茶方本身，而是喝的人操作不当。

● 喝茶伤身习惯之一：越热越好

我身边有许多老同志，特别怕凉，这个习惯是没错的，但是看他们喝茶，只要茶泡出点颜色来了就喝，烫一点喝起来舒服，喝完了马上蓄水，杯子里没空过。其实这么做是不对的，人类的口腔耐受温度是70℃左右，也就是说，我们觉得有点烫，还能忍的时候，口腔和食管黏膜却在受伤，如果刚入口烫得不能忍，嘴里凉一会儿马上吞下，那就更危险了。茶没错，温度有问题，不管喝的是基础茶叶还是组合茶方，水泡的温度可以根据材料调节，但入口时的茶汤温度一定要低于60℃，有研究指出，高于这个数值的热茶，每天来一杯，食管癌风险会增加8倍，原因很简单，食管黏膜被烫得不断破损，然后修复，再破损，再修复，最终结果就是发展成食管癌。

这还是一杯的风险，生活中有不少人是一杯接一杯吧？其实真正健康的温水是在30℃～40℃，但这个温度大多数人都会觉得凉了，喝起来不过瘾，没味道，这里奉劝滚烫风味爱好者，倒出热水后多等上几分钟，几分钟就能让食管癌的病发概率下降几倍。

● 喝茶伤身习惯之二：喝茶消食

经常有消化不良症状的人，多半是消化系统有问题，应该及时

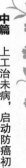

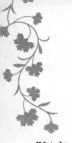

上医院检查，大量饮用浓茶消食没有任何作用，茶叶中含有草酸，会导致胃液减少，并且会与食物中的铁、蛋白质发生反应，反而影响消化功能。因此饭前、空腹、饭后都不宜饮浓茶，相隔10分钟是有必要的，否则可能会造成胃黏膜炎症，黏膜长期炎症，自然会有癌变的危险。

● 喝茶伤身习惯之三：喝茶镇痛

身体不舒服就来杯热茶，这样的习惯是错误的，特别是消化系统溃疡造成的腹痛、神经衰弱造成的头痛，原因是茶叶中含有咖啡因，可能会造成病情加重。还有一种情况是，服药不可用茶叶水送服，无论是中成药还是西药，茶叶水中的鞣酸会破坏药效。

以上就是喝茶要忌讳的主要3点，并且其中一大部分仅针对基础茶叶，许多组方茶饮不存在这些问题，这3点之外，有许多喝茶致癌的传闻都是以讹传讹。

● 喝茶致癌谬论之一：隔夜茶致癌

隔夜茶喝不得，这个我同意，饮茶现泡现喝最好，茶汤隔夜，不仅色香味尽失，保健功效也大打折扣。隔夜茶放了一夜，成分完全沁出，茶多酚氧化充分，颜色会比较浓，虽然"面目可憎"，但并不代表其中含有致癌的亚硝胺，亚硝胺形成需要充分条件，而隔夜茶显然不具备这个条件。

• 喝茶致癌谬论之二：陈茶致癌

普洱茶、黑茶等茶叶，讲究越陈越香，因为发酵过程长，许多人觉得储存时会产生霉变，喝多了容易致癌。实际上茶叶发酵所需的菌群，并不包括致癌的黄曲霉，即使是在日常的储藏中，黄曲霉也不喜欢生长在茶叶中。所以正常流程制作的发酵茶没有致癌风险，后续存藏不当发霉致癌，也不仅限茶叶，药材、食物发霉了都有可能致癌。

• 喝茶致癌谬论之三：煮茶致癌

有的人认为，茶叶在高温环境下长时间浸泡，会增加致癌物，其实无论是煮、闷、泡，都要根据不同的茶方材料来安排。即使是最基础的茶叶，高温也许会破坏一部分营养物质，但就目前而言，并没有研究证明这么做会有致癌物析出。

综上所述，茶与癌的关系，全靠饮茶者自己把握，既不能听信谣言，也不能任意妄为，无论我们想通过饮茶达成什么目的，首先是建立起正确的饮茶习惯，这不仅需要一个有经验的指导者，更需要自我约束。

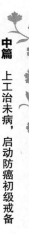

中篇　上工治未病，启动防癌初级戒备

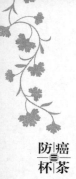

第四节　茶分贵贱，功效不分高低

古代讲究"人与茶和"，意思是人品和茶品一样，合适了才是缘分。无论什么样的茶，都有独爱它滋味的品茶人，茶的种类没有优劣之分，茶的品质却有高低之分，茶的价格也有贵贱之分，但是茶品和人品一样，只要坚持内心的操守，做好本分之事，那么就算是有用之"材"。

我日常喝茶的准则很简单，口味上"适口为珍"，功效上"对症下药"，否则再名贵的茶叶不合口味，再名贵的药材配伍不当，那就失去了喝茶的意义。自古以来，许多权贵把"品茶"变成了"斗茶"，四处搜罗冷门的珍品，制茶、泡茶、喝茶的工序过分加工，"茶"变成了社会地位的象征。现代是市场经济时代，各类的炒作层出不穷，许多茶叶、药材都被炒出了高价。其实，茶并不是越贵越好。

• 喝茶，钱要花对地方

曾经有一位观众对我说，他平常也喝养生茶，买来做茶胚的基础茶叶都来自野生茶树，价格成千上万，昂贵是一方面，主要是难买，来源不明，辨别不清，内心犯疑。我很奇怪，问他为什么一定要野生茶，据我所知野生茶树现存很少，市面上百年茶树、千年茶树、海拔800米的深山老林，大部分都是虚假的噱头。这位观众回答我，其实他根本喝不出茶叶的好坏，只买野生茶是怕种植茶的农药。

和这位观众一样，许多读者大概也对种植茶叶的农药"闻之色变"。的确，大部分的种植茶都会用到农药，并且出品后也会残留农药，但只要是符合国家标准量产的茶叶品牌，农药残留量都是在安全范围的，在洗茶、冲茶、泡茶的3个程序之后，农药残留会进一步减少，同时，2小时之内的茶汤，这些农药成分和其他有害物质——如茶叶中的铅，根本泡不出来，不溶于水。所以，我们喝茶除了不能忍烫，也不能泡一天不换水，更不要嚼服茶叶渣，这就是安全的。

从口味上来说，野生茶香味浓郁，但是有浓重的茶腥味，刺激喉咙，有的人还不一定喝得惯，许多经过规范化人工管理的种植茶树，树龄长一些的，出品的茶叶香气可以和野生茶媲美，口味上无腥味，甜而绵。野生茶的弊端还在于没有规范管理，品质很难把控，甚至还有毒性，有的人肠胃虚弱，饮用野生茶后会引起不适。

那么茶叶是不是越新鲜越好呢？和许多本草药物一样，过去的保鲜技术落后，所以炮制工夫多，存储效果差。但是随着科技进步，制作、保鲜技术一再升级，以药物举例，许多产生毒性的炮制方法已经被淘汰，茶叶也不会像以前一样，过了夏天就氧化发黄，根本不必花大价钱追逐新茶。

茶叶防癌的功效和贵贱更不沾边，就算是茶中的名品，和同类次等茶的成分物质都差不多，如多酚类物质的总量。

本草药物和茶叶一样，我配伍茶饮所用到的材料，都是尽量选择读者、观众容易购买到的，无须担心种植草药的安全、效果，只要是从正规渠道购买的，经过配方饮用，必定有对症的效果，许多标榜野生的药材，珍贵的灵药，说句实话，社会上流通很少，普通人很难买到，其次鹿茸、阿胶、虎骨这样的大补之药，根本不适合日常泡茶饮用，也不一定适合每个人。

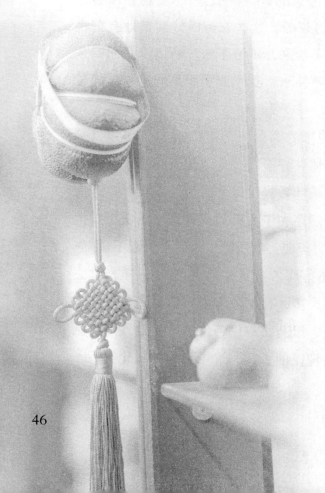

第二章　扶正培本，防癌先防亚健康

中医学理论中认为恶性肿瘤的形成，首先是正气虚弱，这个"气"包括了元气、卫气、营气等，这些又概括了人体所有生命活动的行迹，如卫气主防疫功能，营气主化生血液，任何一种气虚弱，都会造成人体阴阳、气血、脏腑、经络失调，抗病能力下降，肿瘤疾病就是邪毒滞留、气滞血瘀的终极表现，《医宗医案》谓之：积之成也，正气不足，而后邪气踞之。

以西医学理论来分析，癌症患者的免疫系统多呈崩溃状态，免疫功能衰弱是癌症病发的先决条件，所以防癌第一步就是全面强健体质，调整免疫系统功能。这两个目标不可分割，相辅相成，如果说身体是一个玻璃器皿，无论是先天元气不足，还是后天亏损，常年亚健康状态的人群，身体就相当于超薄的易碎玻璃。

《黄帝内经》曰："正气存内，邪不可干。"长期坚持使用扶正培本的茶饮，就是在扶助正气，相当于把易碎玻璃变成强化玻璃，以达到强身健体和提升免疫力的目标，拯救亚健康状态的身体，这就是预防癌症疾病的基础。

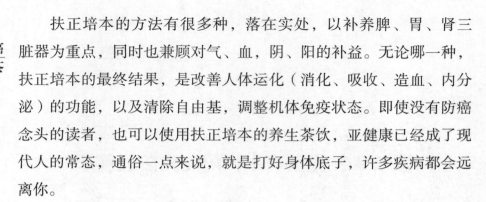

扶正培本的方法有很多种，落在实处，以补养脾、胃、肾三脏器为重点，同时也兼顾对气、血，阴、阳的补益。无论哪一种，扶正培本的最终结果，是改善人体运化（消化、吸收、造血、内分泌）的功能，以及清除自由基，调整机体免疫状态。即使没有防癌念头的读者，也可以使用扶正培本的养生茶饮，亚健康已经成了现代人的常态，通俗一点来说，就是打好身体底子，许多疾病都会远离你。

第一节　补气理虚，黄芪糯米茶

气虚体弱的人，按字面解释，就是气不够用，身体乏力。生活中，不少人都有这样的体会，常常心慌气短，头晕心悸，不太想动，一动就出汗，怕冷也怕热，还有就是面色萎黄，食欲不振，但总也不见苗条精壮，浑身的肉松松软软的，这与外观胖瘦无关。以上症状兼有二三，基本可以判断有气虚的隐忧，出现这种状态，有几种原因，其一就是先天不足，父母本身体弱，小儿早产喂养不当；其二是后天失养，成长期营养不足，以前的人吃不饱，现在的人偏食、厌食；其三就是年纪大了，气自然弱了，要不就是妇女产后气虚，大病后体虚，一直没调养好。

气虚严重的人，脏腑功能状态不佳，营气不足造成恶性循环。补气的本草药物很多，如人参，就是大补元气之药，但是价格昂贵，现在很难买到真材实料的人参了，此外人参并非人人适用，分量普通人难以掌控，使用禁忌也颇多。

这里我推荐一种材料简单易得，大多数气虚之人都适用的茶饮——黄芪糯米茶。黄芪味甘，性微温，是一种常见的补气药，难能可贵的是它"补而不燥"，我们常称它"补一身之气"，气虚的人多属肺气虚弱，这里的"肺"不单指功能器官，肺主气，司呼吸，主管宣发卫气和输精皮毛，肺气弱则发散、肃降功能全面失调，造成卫表不固，人体容易被外邪侵袭，没有了精气神，也容易生小病。黄芪归肺经，首先就是治本补肺气，这么一来，肺的功能调节过来了，运通全身，补气升阳，益卫固表。黄芪从现代的药理作用看，可以促进骨髓细胞的分化，促进红细胞、白细胞的生成，强心、抗衰老，显著改善人体的新陈代谢，同时提高人体的免疫力，所以，对体虚之人有立竿见影的效果。

糯米是一种常见的食品，更是一种温和的滋补品，糯米制成的甜酒，自古以来就是妇女产后补身的佳品。古代的医书中，对糯米的记载更是多不胜数，《本经逢原》谓之：糯米，益气补脾肺。在这个茶方中，糯米适用于气虚引起的汗虚、气短、身乏等症状，但糯米本身难以消化，所以炒后磨粉后使用，饮茶后留渣可丢弃。

黄芪糯米茶制作方法相当简单，炒后的糯米粉无论是市场还是药铺都可以买到，家庭中有研磨机器也可以自己制作，在无油无水的铁锅内炒香即可。黄芪更不用说了，它属于常见药材，不过也因为如此，质量良莠不齐，读者在挑选黄芪时注意，无论是圆形还是条状的切片，好的黄芪闻上去有点类似淡淡的豆腥味，咀嚼微微发甜，并且无霉斑无虫蛀，外皮发白，内心发黄。如果是圆形切片，断面中心的圆越大，说明品质越好。购齐材料后，取黄芪15克，糯

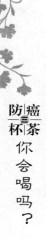

米粉、黑芝麻各10克，也可以加入红糖和红茶调味，以上材料放入可密封的容器内，用500毫升热水冲入，加盖闷泡20分钟。除了黄芪糯米茶，还有其他两个同类茶方可以补气理虚，具体茶方如下，请读者按个人实际情况使用。

黄芪糯米茶

原料：黄芪15克，糯米粉（炒制）、黑芝麻各10克。

加减：红糖10克，红茶3克。

制法：沸水500毫升闷泡20分钟。

用法：每日1次，饭后服用。

功效：补气理虚，补益肝肾，活血调经。

玉屏风茶

原料：黄芪、防风各5克，白术3克。

加减：大枣5枚。

制法：沸水300毫升，小火煎煮或闷泡20分钟，加味大枣可事先拍松。

用法：每日1次，饮至水淡。

功效：补气理虚，疏风固表，补脾益肺气。

黄芪红枣枸杞茶

原料：黄芪15克，枸杞子10克，大枣5枚。

制法：沸水500毫升闷泡20分钟，大枣可事先拍松。

用法：每日1次，饮至水淡。

功效：补气理虚，养肝补血。

玉屏风茶和黄芪红枣枸杞茶，也是以黄芪为主材的茶饮。玉屏风茶还用到了防风、白术，防风其味辛甘，性微温而润，有草药中"屏风"的美称，可以将邪气挡在人体外面，白术则是一味培中固里的药材，玉屏风茶所用3种药材内外兼顾，温润如玉，也因此而得其名。不仅有补气理虚的效果，长期饮用也可缓解因为气虚而得的疾病，如经常感冒、气管炎、慢性鼻炎、慢性荨麻疹等。

　　除了以上茶饮，气虚体弱者长期处于体力精力缺乏状态，身体免疫力和抵抗疾病能力很低，还可以通过改变饮食习惯来加强疗效，生活中最常见的补气食物有香菇、糯米、小米、白扁豆、胡萝卜、鲢鱼、黄鱼、豆腐、牛肉、兔肉。日常按照自己的喜好，有意识地选择一些补气的食物，配合三杯茶饮，能够更快地改善气虚体弱。

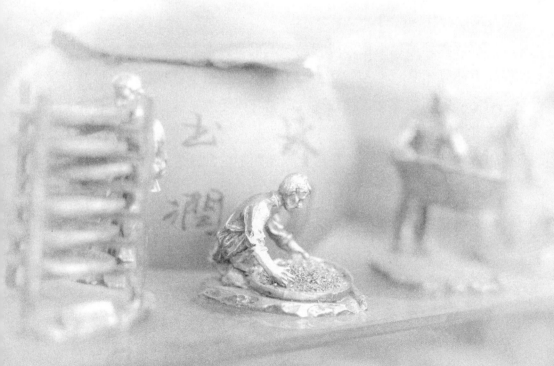

第二节　益气健脾，陈皮甘草茶

中医学所说的"脾"，并不是指人体解剖学的脾脏器官，而是指一种功能。脾在中医学的概念里，主运化水湿和饮食消化吸收，还管着血液流动和营养运输，总结来说，它是一个枢纽机构，人体运化和气机升降都是它的工作。这么一来，脾就显得十分忙碌，一旦出现脾气虚弱的问题，人体的很多方面都会出问题。

当你感觉到没喝太多水，却一天到晚身体水肿、痰多，这是脾虚造成的水分代谢障碍。

当你感觉到消化不良，或者是吃了很多有营养的东西，却只长肥肉，不补精气神，这是脾虚造成的消化、吸收、能量供应难题。

当你一天到晚感觉大脑昏昏沉沉，身体乏力，这是脾虚造成的大脑缺血缺氧。

如果你是一位女性，总是感觉到经期不正常或者是白带过多，这是脾虚造成的统血障碍和清阳不升。

更严重的是，脾虚会造成湿邪停留在体内，如果说排尿不畅、身体水肿是一种外在的表现，那湿邪就是一种摧毁身体的内在表现。生活中，常见的湿邪可来自于空气湿度、喜食生冷食物、空调依赖。湿邪太重会损人阳气，导致人出现各种疾病，中医学说湿气乃万恶之邪，最常见也最难调养，如果一个人出现——舌有齿痕、湿重身痛、大便黏腻、肥胖、食欲低下，那么可以肯定体内有湿，一定要尽快健脾。

甘草我们日常用得比较多了，如咳嗽、消化不良，其实它的作用远不止于此，还有补脾益气、缓急止痛、清理痈肿疮毒等功效，唯一的缺点是甘草味甜滋腻，用多了反而会滞脾碍胃，这时候就要请来陈皮配个对，中和这种滋腻。

陈皮味苦，性温，味道清香除秽，用来泡茶绝对是味觉和嗅觉的双重享受，日常也可以加入煲汤去除肉类腥气，陈皮的独特风味来于原料——橘子皮的挥发性芳香油，但我并不建议各位读者自己在家制作，第一陈皮的炮制方法十分复杂，并不是太阳一晒干就可得，普通人在制作过程中，也许连通风阴干的环境都无法保证，很快使得原料霉变；第二鲜橘皮收集起来困难，普通人很难大量获得，也无法将橘皮表面的化学污染物处理干净；第三陈皮的质量与原料种类息息相关，大多数陈皮产自福建、四川、浙江等地，原料尤以福橘、大红袍和温州蜜柑的果皮为佳，陈皮中的佼佼者叫广陈皮，产自广东新会、四会等地，原料以茶枝柑和行柑的果皮为佳。此外，产地的地形，每年的气温、湿度都会影响原料品质，从而影响陈皮的质量。所以，即使将吃剩的橘皮制成了陈皮，也可能只是劣等陈皮；第四陈皮之所以有个"陈"字，因为它在适当保存的情况下，放久了中医药用价值才会高，以西医药理来解释，是因为鲜橘皮的挥发油虽多，但却没有陈皮的黄酮类化合物。所以鲜橘皮制成即用效果不佳，普通老百姓也没有中药铺的存储技术。

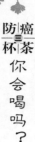

之所以花篇幅来解释陈皮的制作，是因为我发现生活中许多人沉迷"自制"药材，其实大部分都无法正常入药，浪费的是时间、精力、金钱，药效低是一方面，搞不好还会吃坏身体。说回陈皮，好的陈皮以大、软、香、亮、甜、苦为佳，含有陈皮素、橙皮苷、柠檬苦素、柠檬醛，能够燥湿、健脾开胃、理气调中，即使只用单方泡水当茶饮，保健效果也不错，可治胸腹胀满、大便溏泄、痰多咳嗽、消化不良、恶心呕吐等症。

陈皮、甘草合用，便是一道很经典的组合茶方，有健脾、益气、理气、化痰等功效。

陈皮甘草茶

原料：甘草9克，陈皮6克。

制法：沸水500毫升闷泡20分钟。

用法：每日1次，饮至水淡。

功效：行气化滞，和胃醒脾。

陈皮党参茶

原料：陈皮5克，党参15克。

制法：沸水500毫升，小火煎煮或闷泡20分钟。

用法：每日1～2次，饮至水淡。

功效：补气健脾，行气燥湿。

主治：此茶可给小儿饮用，特别是脾虚气滞导致的营养不良、神疲乏力等症状。

陈皮老姜茶

原料：陈皮、老姜各10克。

制法：沸水500毫升，小火煎煮或闷泡20分钟。

用法：每日1次，饮至水淡。

功效：温中、行气、健脾。

主治：适用于慢性胃炎者。

后两方也是以陈皮为主，其中党参味甘，性平，归脾、肺经，不仅可以健脾也可益肺，生姜味辛，性微温，归肺、脾、肾经。陈皮与两药合用，共举温中、行气、健脾之功。

● 除了喝茶，健脾最好的方法是运动

运动可使"脾气"健旺，我特别推荐一个动作，做起来不仅简单，也不占用时间，中医学理论中脾胃功能强的人，下盘稳当，脚趾抓地有力，我们平时站着或坐着，可以有意识地锻炼脚趾力量，反复进行收拢、放松的抓地运动，这样可以刺激腿部的脾经。同理，体力比较好的人，或者时间宽裕的人，可以扎马步，每次2分钟，强化下盘力量，也可以直接按摩小腿上的脾经，找不准穴位也不必拘泥，以按松小腿肌肉为动作关键，睡前整个小腿按摩3遍就行。

第三节　填精益髓，芝麻枸杞茶

　　说到填精益髓，一看到这个"精"字，也许大家很快就会联想到，要进行这方面的养生，肯定是要从"肾"下手。这个解方是没错的，肾主藏精，但是大多数人联想到的"精"，应该都与男性的生殖能力相关，其实这个"精"没有那么简单，中医学认为人有三宝——精、气、神，我们所有的养生行为，归根结底就是在养这3个宝贝。其中"气"有多重要之前有论述过，它主管着生命的能量与运作，"神"则主管人生命活动的外在表现。

　　那么"精"是什么东西？它是一切的基础，如果人体是一辆车，"神"是车在跑这个状态，"气"是推动车跑的动作，那么"精"就是汽油，它是可消耗的能源。没有充足的"精"，"气"根本没有可转化的东西，自然也无法产生力量，那么"神"根本表现不出来。这么解释大家应该明白了，"精"代表着我们生命活动的物质基础，它以"米"为部首，代表粮食谷物，也是在说明这个问题，可以说，没有了"精"这个能源支撑，就没有人的生命和身体构成。

　　"精"也是最容易出现波动的模块，如先天遗传，从最开始就很不公平。为什么有的人从生下来就体弱，不断生病呢？因为他从父母那儿得到的"精"少了。长大了之后，因为饮食习惯、房事行为等因素，有的人不断消耗却不补养，有的人生活习惯健康，中老年时期"精"力还是很旺盛。

从上面这段话中，大家可以很快抓到一个讯息点——虽然"精"是从娘胎里带来的，但并不是一成不变，它属于可再生资源。这么一来就好办了，就算先天不足，我们还可以后天努力！别急，"精"真的不是你多吃几顿就能补好的，我们先搞清楚该往哪方面努力，这又要回到我们一开始说的"肾"上了。

中医学说肾为先天之本，就是因为人始生，先成精，而肾主藏精。肾就是"精"的储藏设备，集中了人体的精华，并且通过它来调和、控制，滋养人体有需求的地方。中医学理论中的"肾"，和西医学所说的肾脏，从人体的位置上看是同一个器官，可是生理功能却相差很大，最简单的例子就是我们日常说的"肾虚"，说一个男人"肾虚"，往往暗含了性能力不强的意味，这就是典型的中医学思维，西医学中对肾脏的释义，只不过是一个泌尿器官。实际上，肾在中医学理论的功能，除了主水司二便（排泄功能），还主纳气（吸气功能），再有就是主生长发育、主骨生髓、主生殖，后面这3个功能的强弱，就是表现"肾精"是否充盈的具体形态。同时，这3个功能，刚好是人类生命活动最重要的3个功能，如果肾不起作用，没有储藏和发散的能力，出现在儿童身上，就是发育迟缓，身体羸弱，出现在成年人身上，就是未老先衰，生殖能力弱。

● "填精"后面为什么跟着"益髓"？

　　大家可以联想一下，肾虚之人往往是伛偻的形态，仿佛撑不起一副身架子，直不起腰来，年老之人肾精亏损，骨质疏松等种种问题就会找上门来，这都是因为肾也管着骨骼的发育，许多骨骼的问题，始发点往往是肾气不强，肾精不足以化生阴血，阴血滋养不了身体里面"髓"，骨失所养。骨髓之外，还有脑髓，无论"填精"还是"益髓"，目的都是强化肾脏的功能。

　　所以，我们可以这么理解，"精"充盈与否，影响着肾脏功能，而肾脏功能的强弱，又影响着"精"的收、藏、放。当人体被折腾得"精髓"空虚时，我们可以通过补养的手段，让身体丰盈起来，肾脏重新开始工作。

● 芝麻枸杞，简单材料效果奇佳

　　很多人问过我：吴老师，茶方那么简单，会不会有效果呢？在他们心中，似乎只有特别稀少名贵的材料才有奇效，家常用的简单材料，他们不太相信，其实任何一种材料，食材也好，药材也好，越是深入群众，群众用得多的，必定有它的可取之处，方子不怕旧，经典始终是经典。就拿枸杞子来说，味甘，性平，能够滋肾、养肝，润肺，也能补虚益精，明目养血，的确是一味滋补的好药，再说这小小芝麻，又香又酥，一直都充当着各种点心的点睛配料，其实它的养生功效在《神农本草经》就倍加推崇，说芝麻"伤中虚羸，补五内、益气力、长肌肉、填精益髓"，可食可药，延年益寿。

芝麻枸杞茶

原料：枸杞子20粒左右，黑芝麻6克，红茶3克。

制法：黑芝麻炒黄待用，也可直接买炒芝麻。备沸水600毫升，所有材料闷泡20分钟即可。

用法：每日1次，饮至水淡。

备注：对茶叶敏感的失眠患者，也可不加茶叶，水淡后可以直接将枸杞子与黑芝麻嚼服。

功效：滋肝补肾，养血润肺，益精明目，生发乌发。

菟丝子茶

原料：菟丝子12克，绿茶3克。

加减：可用适量冰糖调味。

制法：菟丝子捣碎，加沸水500毫升，所有材料闷泡10分钟即可。

用法：每日1次，饮至水淡。

功效：补阴益阳，固精养肾。

桑椹锁阳茶

原料：锁阳15克，桑椹20克，蜂蜜10克。

制法：锁阳、桑椹捣碎，加沸水800毫升，所有材料闷泡15分钟即可。

用法：每日1次，饮至水淡。

功效：益肾精，补肾阳。

后两方中，菟丝子、桑椹、锁阳并不是常用药材，但是肾虚的患者，也许在以前的一些治疗中用过这几种药材。菟丝子用的是

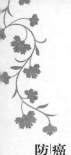

植物种子，味甘，性平，是补肝、肾、脾的常用药，可以说是"治虚"专家了，而对于肾的补养它优点又格外突出，相比其他的补肾常用药，有着"补而不峻，温而不燥，虚可以补，实可以利，寒可以温，热可以凉，湿可以燥，燥可以润"等特点。桑椹是桑树的果实，作为一种酸甜可口的水果，炮制过后却可以入药，味甘，性寒，有着补肝益肾的效果，也能够滋阴补血、生津润燥，同时因为它含有芸香苷、花色素等成分，可以提升人体免疫功能，预防肿瘤细胞扩散，直接起到防癌抗癌的作用。而锁阳，顾名思义，有着补肾、益精的功效，唯一的缺点是润肠通便的功能强大，所以大便溏泄的患者要谨慎选择第三个茶方。

● 补肾和壮阳不可混为一谈

生活中，很多人一说到补肾就想到壮阳，在这里我要特别说明，本文中的三杯茶饮，目的是调节肾脏功能，补充人体精髓，强健体质，远离癌症等恶性疾病。这个过程中，帮扶到了肾脏的各种功能，生殖功能仅仅是肾脏很小的一个功能，也不过是"补肾"这个概念中很小的一个分支。

正确地看待补肾，就不会对壮阳这么热心，也不会为壮阳的陷阱所欺骗，很多时候，性能力强弱与肾无关，而是被疾病、年龄、心理因素、器质性因素、药物影响着。我曾经接到一位小伙子的求助，他刚结婚就被调到外地，2年后终于回到原籍与妻子相伴，却发现自己无法过正常的夫妻生活了，他问我："是不是这2年工作太累了，影响了身体？吴老师，有没有什么好方法补补？"我给他仔细检查了一下，告诉他："你哪也不虚，年纪也正好，只不过你刚回来，环境需要重新适应，身体各方面都在调整，过一阵就好了。"他这才一拍脑袋："还真是，房子买下来装修了我就没住过几天，这2年工作忙，都是她上我那边去。"

　　之后他再也没有来找过我，我想他已经习惯了迟来2年的"婚姻生活"，也习惯了自己的"新家"吧！太放松了，太紧张了，吃得不好了，吃得太好了……这都有可能让你的状态不佳，切勿动不动就想到补肾！

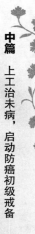

第四节　温肾壮阳，肉桂山药茶

　　脾肾阳虚是中医学的一种证候，指脾肾阳气亏虚，虚寒内生，帮扶重点是生发阳气。生活中，我们常见一种人，明明体型庞大，看起来营养过剩，却一点都没有容光焕发的感觉，反而面色苍白，腰酸腿软易疲劳，脂肪看起来厚实却十分畏冷，这都是典型的寒虚之证。如果还伴随着腹泻不止，水湿运行失调（小便不利、水肿或尿频、尿不尽），那么基本就可以论断是脾肾阳气亏虚之象。

　　这种体质的人，多伴随着肠胃疾病，如慢性肠胃炎，还有肾脏疾病，如慢性肾小球肾炎。因为虚从脾肾来，就是这两个地方不能生发阳气导致的。

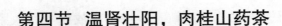

● 脾虚和肾虚常常相伴相随

　　脾肾阳虚的原因，多半是因为体质虚弱，如先天不足或久病耗损，再有是生活习惯不佳，居住环境不好，造成寒邪入体，影响了脾肾的功能，无论先影响哪一个，最后的结果往往是伤及两方。

　　肾为先天之本，脾为后天之本，肾阳是阳气的根本，脾脏依靠它的温煦才能正常运作，起到运化水谷精微的作用，而肾阳又需要水谷精微的充养，才能源源不断地提供能量。所以脾肾二者相互依存，以保证人体运化水谷精微和水液代谢，无论哪一个出了问题，其结果就是耗气伤阳，双方都无法工作。具体发展路径分为两种，一种是由肾及脾，一种是由脾及肾。

由肾及脾，指肾阳虚衰不能温养脾阳。肾阳亏虚的原因有很多，如久病耗人、元气亏损、年老体衰、房事过频，可导致女子宫寒、男子阳痿、不孕不育等严重后果，典型症状如水肿、尿频、尿不出等水液代谢功能障碍。

由脾及肾，指脾阳久虚，运化无力，水谷精微不能充养肾阳，或是水湿调节失当，肾主水负担加重，无法完成水液代谢。脾阳亏虚，多由于饮食不节，贪凉饮冷，或者心情郁郁不乐，忧思伤脾，咱们生活中说一个人"脾气"不好，是说他性格不佳，那么他脾肯定也不好。脾虚最先影响的就是消化、吸收、排泄问题，脾虚的常见症状是腹泻、便秘，营养无法吸收，身体自然失养。

无论哪一种，最终发展成脾肾阳虚证，治疗手法都是以温补脾肾，补足阳气以壮大升腾为原则。

肉桂山药茶

原料：肉桂、山药、红茶各3克。

制法：沸水300毫升闷泡10分钟即可。

用法：每日1次，饮至水淡。

功效：温补肾阳，健脾暖胃。

白术菟丝茶

原料：白术、菟丝子、乌龙茶各3克。

制法：沸水300毫升闷泡10分钟即可。

用法：每日1次，饮至水淡。

功效：健脾补肾。

车前子花茶

原料：车前子、黄芪、花茶各3克，肉桂1克。

制法：用水300毫升，将前3种材料投入水中煮沸后，冲泡任意花茶饮用。

用法：每日1次，饮至水淡。

功效：益气温阳，利水消肿。

肉桂山药茶用到了肉桂、山药、红茶，无一不是温补的佳品，其中肉桂可以作为香料、调料，也能入药，其味辛、甘，归肾、脾经，常用于补火助阳的方剂中，无奈其性大热，所以在这杯茶饮中，我用到了山药与其配方，山药治诸虚百损，平补脾肾，并有润燥调和之功效。这一杯茶喝下去，可以立竿见影地驱散寒气，让人感觉周身温暖。

• 食疗先健脾胃，再补肾阳

除了喝茶，脾肾阳虚还有日常的食疗方法，我建议先补脾胃，脾胃是重点，让脾胃健旺了，吃下去的东西才有吸收的可能，然后才是考虑配合着补肾阳。很多人先吃补肾食疗方，或把重点放在补肾，里面有一些厚补的食材、药材，脾胃弱了根本克化不动，反而会成为身体的负担。

这里推荐一道粥，粥是好东西，脾胃弱的人也能快速消化，从中吸取到营养。来看这道粥的材料：芡实、山药、薏苡仁。

芡实又叫鸡头米，鲜品滋味绝佳，可惜价格昂贵，难以保存，如果买不到，干品、冻品也可以。在中医学理论中，芡实不但可以"去脾胃中之湿痰"，还能"生肾中之真水"，如果你有"泄"的毛病，无论是夜尿频多，还是腹泻难止，或是遗精腰酸，芡实都能将这些"漏洞"堵住，日常多吃芡实，是脾肾两虚的绝佳选择。

山药和薏苡仁的搭配，也是为了健脾补虚，滋精固肾，其中薏苡仁最善于利水，当脾肾虚无法运化水湿时，薏苡仁可以排除你身体的一切浊水。

这3种材料，都是性质平和的食物，做成粥，能够从容和缓地先把脾胃拉起来，再补虚固肾。

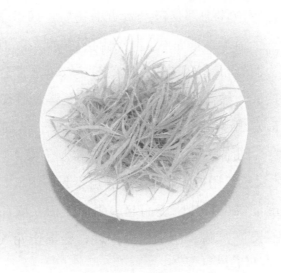

第五节　养阴生津，洋参桔梗茶

　　阴虚和阳虚一样，都是一种病理现象，但是最近几年被人们关注不多，一说起身体不好，都往寒湿、阳虚上引，我推测出现这样的现象，多半和现代人营养过剩、体形肥胖、怕冷畏寒分不开关系。其实阴阳之道讲求平衡，普通人的体质也不会完全倾向于哪一种，一种证候会引起连锁反应，许多人只看表面，其根源在哪里完全不知道。

　　症状不严重，就不去补养它，这种思维是错误的，就算不是典型阴虚患者，我们日常也要注意养阴。"阴"在人体中的具体表现是血、精、汗等液体，都是极其贵重的物质，西医学说人体70%都是水，也是一个道理。通常我们一说到阴虚的人，脑海里会出现一个极度消瘦、面红目赤的形象，其实五脏六腑常常会出现"阴"不足的状况，造成人体津液干涸，出现心烦气躁、肠燥便秘、津少口渴等症状，最常出现在秋冬季节，我相信大部分人都会有这样的感受。还有的女性同胞，一换季就感觉皮肤极度干燥，脸上出现各种斑点，没有了水灵感，用得好好的护肤品也不起作用了。

　　许多阳虚证候也是从阴虚而起，阴阳是相互依存的，有"孤阴不生，独阳不长"之说，阴液过度损耗，会损伤元气，形成亡阳气脱。所以我从一开始就说，体质养生不能单向而行，一定要辨证施治，有的人阳气不足，很可能是"阴失其守，阳不能固"，需采取养阴敛阳的手法。

养阴是一生都需要坚持的健康课题，阴亏不足者如果长期不充养，惹人心烦的小毛病是小事，最严重的是导致内分泌紊乱，新陈代谢亢进，体内的营养物质消耗过速，产生各种疾病，如早衰、肺部疾病、糖尿病等，癌症疾病也与阴虚有关，因为阴伤成热瘀，血热炽盛，血液黏稠了，流速缓慢了，自然容易出现各种肿瘤。

洋参桔梗茶

原料：西洋参、桔梗各10克，甘草5克。

制法：沸水500毫升闷泡10分钟即可。

用法：每日1次，饮至水淡。

功效：养阴生津，化痰散结，清利咽喉。

主治：日常倦怠乏力、心烦气躁、出汗口渴者可常饮；对慢性咽喉炎等疾病有缓解作用。

禁忌：经常腹泻的脾胃虚寒者不宜饮用。

竹香果茶

原料：鲜橄榄10个，淡竹叶3克，橙子1个，绿豆15克。

制法：鲜橄榄去核，橙子连皮切丁，用水700毫升，与其他材料一起煮1小时。

用法：每日1次，滤渣饮水。

功效：生津滋阴，清胃解热。

主治：适用于食欲不振，心烦口渴，咽喉肿痛者，尤其适合儿

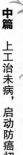

童口味。

麦冬百合茶

原料：麦冬、百合、玉竹各10克。

制法：沸水500毫升闷泡10分钟即可。

用法：每日1次，饮至水淡。

功效：养阴生津，润肺清心。

主治：适用于咳嗽气急，大便干结，皮肤干燥者。

洋参就是西洋参，有的人说这种药，完全是人参不够用来充数的代替品，其实不是这样，洋参和人参的药效大有不同，人参性热，洋参性寒，人参功效是补气回阳，洋参却是补气养阴，因为它性质比较寒凉而补，所以受不起人参大补的人，可以用洋参来温补。

竹香果茶不是一般性质的冲泡茶，却是最适合小朋友的一种茶，组方材料安全，口味好，可以代替果汁。现在的阴虚儿童非常多，都是饮食不均衡造成的，我身边的一些孩子，偏食分为3个极端，一种是只吃肉，一种是只吃零食，一种是荤腥不沾每顿只吃几颗菜。一般来说，只吃肉的孩子特别容易阴虚，因为胃强脾弱，脾阴不足。

大家可以观察一下，一般阴虚的孩子有以下症状：舌头红，舌苔薄，地图舌（掉了几块舌苔），食欲旺盛但容易腹胀，大便干燥，夜晚盗汗，过分好动，容易感冒，嗓子发炎。这一切，都是体内有热，阴亏津液不足的症状，这样的孩子身体发育受限，更糟糕的是会影响性格形成，因为体质让他们坐卧不宁，没有耐心和专注力，做什么事都容易半途而废。我建议家长一定要纠正他们的饮食习惯，坚持吃蔬菜，配合竹香果茶，一般半年就会有好转。

第三章　若有香茶在案头，便是人间好时节

　　《灵枢·邪客》中谓之：天人相应。中国古代哲学和中医学理论有想通之处，认为"天道"和"人道"是合一的，人与天地相互反应，在预防疾病和治疗疾病时，也应该注意自然环境的诸多因素，四季交替就是四个节点，风、热、暑、湿、燥、寒，都有可能对健康不利，要调补阴阳五行，就得顺应四季变化，

　　宋代无门慧开禅师曾作一首诗：春有百花秋有月，夏有凉风冬有雪；若无闲事挂心头，便是人间好时节。原意是告诉世人如何"养心"，但我觉得其中也暗含了医学理论，如春天肝气正旺，容易心情急躁，一点闲事就挂心，这么一来再好的时节也感觉不到愉快，我们要学会疏通肝气，学会自己开解，小烦恼不放在心上，这就是在养生。

　　一年四季，气候特点是春温、夏热、秋凉、冬寒，万物也随之春生、夏长、秋收、冬藏，人在万物之列，自然也是春生、夏长、秋收、冬藏，人的气血随着季节走，四个季节分别对应肝、心、肺、肾，养生也要遵循这种规律。

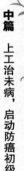

自然，养生保健的方法有很多种，四季都不能放松分毫，但相比其他的方法，我最推荐喝茶，茶饮可以细水长流地进行四季养生，一杯香茶，简单却不失精致，无须花费太多，却能收获很多，就说那随着季节变化的茶味、茶香、茶色，应和着四季美景，也足够让人心情舒畅了。

第一节　春饮花茶，万物生发

有句俗语是四月天，娃娃脸，四季之中，气温、气压、气流，变化最为无常的就是春季。春季是一年之始，万物生长，也是人体新陈代谢最旺盛的时候，也是百病最易发的阶段，因为在伏蛰的病菌也开始繁殖，而人体一冬的寒气未散，阳气初生，抵抗力弱，加上春天风大，最容易被病邪入侵。生活中我们也有这样的经验，一到了春天，各种流行性感冒就来了，冠心病、肝炎等陈年旧病也容易在春季复发，神经病患者的精神状态也最差。

那么我们养生的重点，就是顺应春季阳气生发，让身体舒展畅达，五脏的养护重点就是肝。为什么春气和肝气相通？因为春天对应五行中的木，人体肝属木，春天肝经当令，肝气升发，肝喜调达，如果不注意疏泄，最容易导致肝气郁结，而肝主藏血，输布失常又容易致血行不畅，血液瘀阻，那么各种结节肿块，这就是癌症的初发症状。特别是女性，女性以肝为天，春天最容易乳腺增生，长期不疏肝，增生病变，就会形成乳腺癌。

春季最适合的茶饮就是花茶，集茶之味、花之香，泡在杯子里也赏心悦目。大多数花茶甘凉而兼辛散之气，它浓郁的香气可以提神醒脑，驱除春天的困意，人一动起来，自然可以健体，平和地遣散一冬的寒邪，帮助体内阳气生发。

当然，我们最看重的还是花的药用价值，春季的花茶，一定要选择疏肝理气的品种，这里我推荐玫瑰花、茉莉花、菊花。玫瑰花性微温，具有活血调经、疏肝理气、平衡内分泌等功效，并且能够消除疲劳，缓解春季易发的心血管疾病；茉莉花味辛、甘，性凉，平肝解郁，理气止痛，还有一定的清热解毒、利湿作用，预防春季各种流感疾病；菊花养肝、平肝、清肝，可算是春季对肝脏最好的花茶，并且它能够释放人体内有害的化学或放射性物质，对现代人预防癌症有绝佳的效果。3种都是香气醇厚的花茶，但要注意配伍、使用得当。

玫瑰佛手茶

原料：玫瑰花3克，佛手2克。

制法：沸水500毫升闷泡10分钟即可。

用法：每日1次，饮至水淡。

功效：理气解郁，和血散瘀。

茉莉花茶

原料：茉莉花5克。

制法：沸水500毫升闷泡10分钟即可。

用法：每日1次，饮至水淡。

功效：平肝解郁，理气止痛。

菊花枸杞茶

原料：菊花5克，枸杞子3克。

制法：沸水500毫升闷泡10分钟即可。

用法：每日1次，饮至水淡。

功效：滋肝清热，生津止渴。

这3种花茶都不适合与茶叶配伍，否则会影响疏肝的效果，如果一定要选择茶叶调和口味，可选绿茶、红茶、乌龙茶作茶胚，少量取用为佳，其中红茶可以调和茉莉花、菊花的性质，让它们不那么寒凉。上文介绍的3种茶方，佛手有调经止痛的效果，枸杞子有滋阴补肾，其实也可以不加，光用单方花朵泡茶也可。总之，可以按照我的建议自行加减，甚至可以加入适当冰糖调味，按自己的口味即可，唯一的禁忌是，疏肝往往伴随着行气活血，月经期的女性不宜喝这3种花茶，否则会月经量过多。

• 春季养生防癌要点

春季在饮食上要避免热性食物，以防助长内热，如虾、蟹、羊肉、狗肉、动物内脏，一些炒制的坚果类零食也要少吃。口味上少油、少盐、少酸，可以适当吃点甜食，但也要注意适量，防止肝气过旺和脾胃负担过重。

我的建议是多吃些绿色蔬菜，刚好弥补了冬季维生素摄入不足的状态，虽然现在四季都有新鲜蔬菜吃，但吃时令的食物对身体更好，每日保证摄入500克左右的蔬菜，写出来分量挺大，其实做过饭的读者应该知道，炒出来是没有多少的。当然，早春时节（2月份）的时候为了驱散冬日余寒，也可以适当吃点温补阳气的蔬菜，如韭菜、洋葱等，之后要尽量挑选清解里热的蔬菜。春季水果大部分都有点酸，购买的时候要注意挑选，少吃酸性水果。如果每顿一定要吃肉，也要选偏凉的肉类，如鸭肉。

春季养生还有一点要注意，那就是保持心情愉快，这也是为了护肝，我们常说"火大伤肝"，就是指情绪激动首先扰乱了肝的运行，气血运行堵塞，瘀滞就会成疾。人要保持心情愉快，可抽时间到郊外踏青，另外春困也要早起早睡，保持正常作息，心境自然平稳。

第二节　苦夏喝苦茶，泄暑祛湿邪

夏季炎热，人体消耗很大，暑气容易伤人，我们小时候，因为没有太多的降温设备，几乎每年都会"苦夏"，刚进入夏天的时候天不热还算好，一旦气温升高了，就会出现身体乏力，精神不振，食不下咽等状况，晚上热得无法安睡，一睡一身汗，只有凌晨时分气温下降，可以进入深度睡眠。但是这种情况适应了就好，现在的人随时都开空调，整个夏天都没出什么汗，反而把暑气憋在身体里，人是天地间的产物，夏天该热的时候热一热，才是顺应自然规律。

不过，任何事过头了就会出问题，中医学认为暑气为阳邪，最易耗气伤津，出汗太多体液减少，这就是一种伤津，阳邪不断作用，就像在身体里放了一把火，能量全被这把火烧完了。进入6月份，长夏的湿气又来了，湿为阴邪，其性黏滞，阻碍气机，好伤人之阳气。

阳邪加阴邪，这么折腾一个夏天，人体腠理大开，有益的阳气外泄，有害的湿邪进来，入侵肌肤筋骨，出现各种"痹证"。"痹证"是中医学名词，指由风、寒、湿、热等引起的以肢体酸痛、麻木、屈伸不利，发作在骨关节和肌肉上，严重的甚至会肿大、红肿，这就是我们现在说的风湿类疾病，西医学里风湿类疾病是一种炎症，任何的慢性炎症疾病，除了让人身体不适，还会引发一系列并发疾病。因为不断地炎症会携带大量的细菌、病毒在人体内游走，破坏人体免疫系统，甚至诱发基因突变，国际癌症研究中心的一份报告显示，有1/6的癌症也是由于病毒感染，肿瘤生长和慢性炎症存在着依存关系。

夏季属火，通于心气，容易引起心火，因此重在养心，进入长夏因为湿热太盛，有困脾阳，脾喜燥而恶湿，因此又要驱湿热养脾。所以夏季应该多喝茶，多喝热茶，最基本的茶叶就能为身体补充钾盐，补充流汗造成的身体水分不足，茶叶中的芳香物质，从人体挥发过程中，又会带走一部分暑气。茶叶配伍的材料，可以选"苦"一点的，五味中苦味有清泄、燥湿的作用，适宜夏季出现热、湿证的人群，

莲子清心茶

原料：带心莲子5克，黄芩1克，绿茶3克。

制法：沸水500毫升闷泡10分钟即可。

用法：每日2次，饮至水淡。

功效：清心火，除湿热。

黄连茶

原料：黄连18克，酸枣仁5克，冰糖1克。

制法：沸水500毫升闷泡10分钟即可。

用法：每日2次，饮至水淡。

功效：清心安神，和胃运脾。

藿香羌活茶

原料：藿香、羌活、绿茶、红糖各3克。

制法：沸水500毫升闷泡10分钟即可。

用法：每日2次，饮至水淡。

功效：消暑除湿。

莲子本身有健脾的作用，莲子心味道清苦，却有回甘，又有另一种效果：强心、清热、固精、安神。夏季用带心莲子泡茶，可清心火、泻脾火、降肺火、平肝火。相传清朝皇帝每年到避暑山庄，总要喝莲子心茶，以消暑除烦、生津止渴、养心益智、清热解毒。我特别推荐脑力劳动者夏季喝此款茶饮，因为他们日常久坐，夏季高热津液亏损，容易便秘，同时工作用脑过度，带心莲子又有健脑和通便的效果。

喝完茶后，莲子也在多次闷泡中酥软，如果接受莲子的味道，可以将材料嚼服，因为莲子的钙、磷和钾含量丰富，可以强健骨骼和牙齿，同时促进凝血功能，帮助机体进行营养物质代谢，维持人体酸碱平衡。

俗语形容一个人过得苦，往往用黄连打比方——比黄连还苦，可见黄连之苦已经被世人公认了。黄连茶加入冰糖调味，可以缓解苦味，其功效是清热燥湿，泻火解毒。当我们被夏季的高热弄得昏昏沉沉，黄连茶可以快速清泻心经实火，调整烦躁的情绪。同时，黄连还有保护胃黏膜、消炎、抑菌、镇痛的功效。夏季食欲匮乏，总想吃点酸辣味重的食物，这么一来就更容易上火，引发口腔溃疮，胃热口臭，黄连茶可迅速缓解这些症状。

● 夏季养生多吃姜

夏季阳气消耗过大，容易脾胃虚寒，所以要少吃生冷之物，西瓜、冷饮虽然解暑，其实不太适合夏天。在中医学理论中，夏季天热，阳气蒸腾，是向外发散的，天气如此，人体也如此，所以人体内的阳气反而少了，容易生寒，可以吃一点味辛性温的食物，吃姜就是不错的选择，通过生姜补充人体的阳气，达到阴阳平衡。

姜其味辛性温，能加快血液循环，使毛孔张开，增加排汗量，带走体内的热气，特别适合经常在空调房不出汗的人。此外生姜温胃护阳，使暑热不会浮盛于外，可缓解疲劳、乏力，使人神清气爽，夏天在户外工作的人们也要吃些。

那么都说夏天吃姜好，究竟该怎么吃？我建议每日早上吃几片即可，夏季早晨是气血流注胃经之时，吃些姜可以促进消化。早晨也是人体阳气开始生发的时候，吃姜可以助阳，使人一日精力充沛，这么吃上一个夏天，秋冬季节手脚暖和了，气色也好了。为了刺激食欲，吃姜的时候，可以选择泡姜，或者零食的甜姜，入口有酸、辣、甜、咸味，自然不会把吃几片姜当成负担。

除了吃姜，夏季还要多喝水。因为暑气蒸腾，就算少流汗，津液也会在一呼一吸之间大量损失，所以夏季应该比别的季节喝更多水。饮食上和茶饮一样，以养心养脾为重点，如花生、猪心、绿豆、苦瓜等。

• 夏季作息晚睡早起

夏天昼长夜短，那么我们要顺应自然，保持晚睡早起的作息，早点起床，顺应阳气的充盈，晚些睡觉，顺应阴气的不足。但是夏季阳气消耗大，睡不够更没精神，一定要养成午睡的习惯，夏季白天时间长，如果不午睡，整个下午都是昏昏沉沉的。午睡时间也不用太长，只要睡着了，半小时就足够。

睡觉时尽量避免空调和风扇开整夜，实在受不了热，也不要直吹，可以对着墙壁吹，稍微开点窗，穿着长衣、长裤，类似的非自然降温，都是"透心凉"，把暑气逼到身体里面了。风寒湿邪黏滞不走，都累积到肌肤、关节、内脏里，人体免疫力低下，秋冬天一冷就会发作。

• 夏季养生呵字诀

夏天是心火旺盛，特别容易暴躁，反过来又是伤身，所以要保持淡泊宁静的情绪，所谓心静自然凉，情绪实在压制不住，可以口念"呵"字消心火，泄出心之浊气，快速起效。也可以按摩心包经的劳宫穴和内关穴，劳宫穴在掌心位置，握拳时中指相对的地方，内关穴在掌根下来3指之处，握拳时手腕上2根筋的中间。这2个穴位可以降心火、清内热，醒神安神，所以也是夏季中暑的急救穴位之一。

第三节　残秋喝茶重养阴润燥

秋季包括立秋、处暑、白露、秋分、寒露、霜降6个节气，随着夏季过去，气候舒适了，人们的烦躁情绪也"降温"了，所以有秋高气爽之说。但是经过一个夏季，身体付出了太多能量，生活习惯不良又会造成暑热内伏、湿邪内滞，很可能在秋天发病。秋天万物开始走向凋敝，阳气转衰、阴气日长，有"残秋"之说，也是人体阳消阴长的过渡时期，同时肺经行令，秋燥伤肺，随着秋风瑟瑟，人们易生悲忧情绪，肺气更伤一层，人体抵抗能力下降，又为疾病发作提供了条件。

秋季饮食宜多吃柔润食物，如芝麻、乳制品、糯米；少吃油炸烧烤的食品，以滋阴润肺为基本原则，口味上少吃辣多吃酸，如酸味水果山楂、石榴、柚子、柠檬、番茄。秋季煲汤以渗湿健脾、滋阴防燥为主，我推荐山楂排骨汤、百合冬瓜汤、冬瓜紫菜汤、赤小豆鲫鱼汤等。秋季进补最好的肉类是鱼肉，有降糖和防癌作用。

悲秋是一种情志变化，随着季节变换人的心情也受到影响，癌症与心理因素大有关系，不良情绪是癌症的催化剂。秋季一定要注意精神调养，保持乐观情绪，收敛神志。我曾经听许多不同的人说

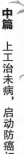

过同一个感觉，每年秋天，特别是黄昏时分，都会产生一种无法忍耐的厌倦情绪，觉得一年又过了大半，自己毫无收获，周边景色又是草木瑟瑟，给人肃杀的感觉，这个时候感觉人生没有希望，甚至想离开这个人世间。我对此的提议是，秋季可以选择登高望远，开阔心胸，抒发肺气，多出去走走，天为阳，地为阴，人在秋季接近大自然，就是在采补地阴，同时进行一些"收"的娱乐活动，如钓鱼、绘画，慢慢地抑郁之情就能安定下来。

相比严寒的冬季，秋季的温度是和缓的，是慢慢变冷，早晚温差很大，一不注意，反而更容易生病。那么我们是不是应该多穿点衣服？这似乎又和"秋冻"的原则不符？其实，"秋冻"的真正含义加强阴气的制约作用，达到"阴津内蓄，阳气内收"的目的，最简单的方法就是初秋冻一冻，可以增加身体抗寒能力。所以初秋衣物要注意随时增减，的确不宜穿得过厚，否则捂出了汗，耗伤阴精，对身体不好，可是随着深秋来临，"秋冻"就要灵活看待了，再冻着显然不太合适，过度受凉，就会扰动人体内部的阳气，破坏身体免疫力，其抵抗病毒的能力就会降低了。

秋季昼夜同长，对平衡阴阳是一个好时机，防癌的一大奥秘就是阴阳平衡，气血充盈，五脏调和，身体有足够的抵抗力，让"癌细胞"无法生存。所以秋季养生对防癌来说十分重要，手法以益肺润燥为主，目的是养阴防癌，茶方配伍也是以此为准则的，选用常见的甘润材料。

同时，我们以"天人相应"为准则，看看秋季的气候，秋季早晚温差大，天气变化多端，空气干燥，喝再多水也无法补充身体的津液，所以在饮茶上可以用盐和蜜调味，早上在茶里加点食盐，防止水分流失，晚上在茶里加点蜜，滋润干燥的身体。

萝卜茶

原料：白萝卜100克，铁观音3克，食盐1克。

制法：铁观音用沸水700毫升冲泡5分钟，白萝卜切碎加盐煮烂，冲入铁观音茶。

用法：早上冲调好，整个上午慢慢喝完。

功效：清肺消炎，化痰湿。

杏子茶

原料：鲜杏子3枚，铁观音3克，蜂蜜适量。

制法：铁观音用沸水500毫升冲泡5分钟，鲜杏子捣烂冲入，加蜂蜜调味。

用法：每日1次，晚饭之前服。

功效：润肺定喘，生津止渴。

大海润茶

原料：胖大海2枚，银耳、麦冬、薄荷各2克，冰糖适量。

制法：银耳略微发开，用沸水600毫升闷泡所有材料，20分钟即成。

用法：每日1次。

功效：生津润肺。

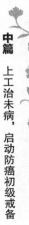

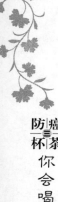
第四节　严冬喝"浓"茶

冬天，是万物蛰藏的季节，天寒地冻，生机内藏。所以，从立冬开始，我们就要开始减少户外活动，开始进补，这都是为了蓄积精气和能量，顺应人体阳气的潜藏，期待来年发力。我们的养生活动，也以"敛阴护阳"为主，对应五脏的养护，则在于养肾。

由于冬季人体新陈代谢变缓，所以生命活动的能量需求更大，天气寒冷，抗病功能的要求也更高，就像河水因为冰封流动缓慢，上游就需要更大的水流来增加流速，或者是注入温泉化冰，保证河水流动，否则这条河便会彻底结冰。肾的封藏固摄作用，就像上游的那个水坝，肾一年当中储藏的精气，就像大股的水流，甚至是温泉。肾的火力强弱，和人体功能强弱大有关系，这也就是为什么冬季老人容易去世，因为阳气虚弱，油尽灯枯了，最近几年，我国北方地区的中老年人，没到冬天就像候鸟一样迁移海南"避寒"，我觉得是一个非常不错的选择。有的人常年阳气不足，每年好不容易存下一点肾精，一到冬天就消耗完了，于是来年又是体弱多病的一年，为了摆脱这种恶性循环，我建议可以在热带地区过几个冬天，让肾脏"喘口气"。

寒为阴邪，极易伤肾，冬季肾的负担重，还常常遭受攻击，我们的冬季养生，一定要注意方法。在饮食上，冬季应该少吃咸的食物，因为肾经旺盛，吃咸了会让肾水更亢，心火就弱了，可以适当吃点苦味的东西养心，这是从肾的角度养心，以助心阳，目的还是储藏阳气。同时，我们要少吃些生冷、黏硬的食物，原因很简单，我相信大家也很容易做到，冬天谁也不爱吃凉的、硬的，都愿意吃软、润、烫的食品，只是日常需要警惕一些"隐藏性质"的食物，表面上看起来并不生冷、黏硬，其实内在性质是危险的，如大块的糯米点心、油炸鸡块、香辣海鲜锅。危险的原因很简单，这些东西都很难消化，易损脾阳。

冬季的食物选择原则是"滋阴潜阳"，热量可以相较于别的季节设置高一点。很多人冬天都会吃羊肉，因为羊肉性温，可以益肾滋肺，补元阳、元精，自古以来，都是体虚老人、久病初愈者、产后体弱的滋补佳品。中医学理论里，食疗对了比药还有效果，我曾经认识一个姑娘，非常爱美，妊娠期间都在控制体重，生了孩子之后气血大亏，别人坐月子难掉秤，她一下子就瘦了15千克，她对这么快苗条下来还挺满意，可惜出了个大问题，就是没有奶水。那怎么办呢？虽然是时尚爱美的姑娘，但是母子连心，孩子生下来就够瘦弱了，喝不到母乳以后问题就更多，于是她找到了我，我告诉她，这就是典型的气血随着体重一起没了，什么猪蹄、鲫鱼汤现在都救不了，赶紧让她家人上外地买好羊肉，羊肉买回来和当归、生地黄、黄酒一起炖，吃了两次，她浑身都暖和了，乳汁马上就下来了。

除了羊肉，鹅肉也是冬季适宜的肉类，它的作用是补虚益气、暖胃生津，用来帮助气阴不足之人，这就是"护阳"之外的"敛

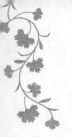

阴"。冬季阳气收敛，都在体内蒸腾着，如果没有足够的阴来制约，那么就像一口沸腾的大锅，使人体出现各种热证，存储起来准备来年使用的能量也会随着沸腾烧完。所以冬季适当的养阴很有必要，这是在平衡阴阳，如羊肉，就特别适合与萝卜一起炖，因为萝卜性凉滋润，可平衡羊肉的热。

冬季应该多吃应季蔬菜。在干燥的冬天，大白菜的膳食纤维素可以刺激肠胃蠕动，润肠排毒，对预防肠癌特别有效果，同时冬季腌熏食物多，大白菜里的钼可抑制亚硝酸胺的生成和吸收；洋葱含有前列腺素，有预防血栓形成的作用，可以保护心脑血管健康，冬季老年人可以多吃些，同时洋葱里的蒜素、硫化硒，可以破坏癌细胞，具有抗癌作用；西兰花可以清除身体毒素，促进新陈代谢，减轻肾脏负担，它含有的"萝卜硫素"可以帮助癌变细胞修复为正常细胞，可有效降低乳腺癌、直肠癌、胃癌的病发。

冬季喝养生茶，我建议茶胚一定要选色深的"发酵茶"，这样的茶看起来比较浓稠，但是性质温和，是冬季喝茶的上品。

首选的当然是红茶，红茶性热，可暖身体，养阳气，同时它属于完全发酵的茶类，对肠胃的刺激性小，内含的茶黄素、茶红素反而能够养胃，人在冬季代谢弱，吃得又比较滋补，十分需要红茶来助消化。加之冬季气温低，容易造成关节疼痛，引发骨质疏松症，红茶多酚类物质可以保持骨细胞物质活力。红茶的咖啡因比其他茶叶稍高，可以激发大脑动作，防止冬季工作效率低。

次选便是乌龙茶，色泽也较浓，呈青褐色，为半发酵茶，冬季感口干舌燥，说明津液不足，乌龙茶有清香，又有醇厚的滋味，性质温和，可以平和地缓解这种体内积热的状况，润肤、润喉、生津。同时，乌龙茶也是最好的减肥基础茶叶，可以有效地分解脂肪，对于冬季想补又怕胖的女性来说，却又是首选的"冬茶"了。

同样第二备选的还有普洱茶，且必须是熟普洱茶，冬季进补对脾胃虚弱的人来说是负担，熟普洱茶则可以提升脾胃的运化能力，这种茶暖胃健脾，特别适合脾胃虚弱的人在冬季饮用。

但是，对老人来说，不加茶叶的药茶比较适宜，基础的茶叶都不够"友善"，一定要用茶叶，请注意分量。茶叶属于碱性食品，会消耗人体内的铁元素，老年人本身就阳气不足，体温比较低，铁元素又是保持体温的重要，所以要少消耗多补充，多吃黑木耳、海带、紫菜、猪肝、豆腐等含铁元素食物。

当归羌红茶

原料：当归5克，羌活、红茶各3克。

制法：用水500毫升煮沸10分钟，后续沸水闷泡。

用法：每日1次，饮至水淡。

功效：通血脉，散寒滞。

主治：可缓解因风寒诱发的心胸闷痛、关节酸痛。

熟地龙眼茶

原料：熟地黄5克，龙眼肉10克，熟普洱茶3克。

制法：沸水500毫升闷泡20分钟。

用法：每日1次，饮至水淡。

功效：补血，滋阴，益脾肾。

附子乌龙茶

原料：制附子2克，干姜、甘草、乌龙茶各3克。

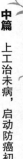

制法：沸水500毫升闷泡20分钟。

用法：每日1次，饮至水淡。

功效：回阳散寒。

有的人一到冬天就周身痛，不是头痛就是关节痛，风一吹就更严重，根本无法出门，在室内也难以安神。因为天气寒冷会加重气血瘀滞，血遇寒则凝，血一凝就会浑身僵硬，心脑血管、关节肌肉都出了问题，当归补血，羌活活血，两者并用，能够特别好地缓解各种风寒痹痛，适合女性、户外工作者、冠心病患者、风湿病患者，老年人喝此茶可减去茶叶。

熟地黄性质温润，能补血又能滋阴，龙眼也是益气血的好物，两者搭配是很好的补虚茶，并有健脾补肾的功效，在冬季饮用这种茶，可以很好地促进血液循环，改善手脚冰凉。

生附子本身有一定的毒性，但又是回阳救逆第一梯队的本草药物，其补火助阳、逐风寒湿邪对冬季养生有不可多得的疗效，所以这里我们选用制附子，生附子经过盐渍、水煮、炒等"炮制"，能够降低毒性，茶方中还配伍了干姜、甘草，进一步降低毒性，甘草又有润肺消炎的效果，可以预防冬季的风寒感冒。

• 冬令进补不可盲目

因为各种渠道的宣传，许多老百姓都很看重"冬令进补"，市面上流行的补法。这里我要提醒，补也要分人群，分体质，但切勿盲目滥补、乱补。狗肉、牛鞭、鹿茸这些东西，实在不适合少年儿童，否则会引起性早熟，影响身高发育；阴虚之人在冬季内火会更重，最忌讳在暖气熏熏的房间里大吃热气食物，实在要补，动物肉多选禽类，如乌鸡、鸭肉、鹅肉、鸽肉，放些百合、湖藕来炖；而阳虚之人在冬季是最需要补的，也是最好补的，一般的冬季进补食材都可以吃，但是取巧吃了西洋参、甲鱼这些东西，反而像一盆冷水浇下来，对健康不利。

我国幅员辽阔，各位也可以根据地域设计食谱，做好进补的"加减法"，西北地区多吃牛羊肉，高原山区气候干燥，进补的同时，别忘了吃些润燥的果蔬，如藕、梨；南方地区气候温暖，应少吃大温大热的食物，多吃些清补的食材，如鱼类、禽类。另外，补也不是整个冬天都吃滋补之物，这样脾胃负担就太重了，冬至前后补一段时间就足够，冬至阴极阳生，最易吸收滋补的营养。

冬季要注意早睡晚起，最忌讳天不亮就起床，这对很多通勤时间长的上班族来说，的确是个难题，实在无法改变上班时间和通勤距离，可以在起床后做一些轻柔的伸展运动，鼓动阳气。另外，有时间可以练习一下"吹字诀"，像吹蜡烛一样呼出空气，大口吹出30次，小口吹出10次，既能除虚热也能除虚寒，补益肾气。

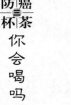

第四章　全民防癌，同人不同茶

第一节　预防白血病，儿童可饮鬼针草茶

　　前不久听说了这么一件事，一对夫妻到外地参加朋友婚礼，带着3岁的孩子同行，顺便旅游玩乐一番，到了朋友的家乡因为没有及时订酒店，于是朋友便安排他们在新房里住了几天。回家之后，这对夫妻因为忙于加班，又把孩子送到一位亲戚家照顾，亲戚家的房子也刚刚做完二次装修。等这对夫妻回过神，把孩子接回家照顾，发现孩子浑身青紫，并伴有高热不退，赶紧送到医院检查，发现是急性淋巴细胞白血病。

　　儿童白血病目前病发阶段以2～4岁居多，其中城市儿童占到1/3，要知道，我国的城市并没有想象的那么多。这样的数据倾斜，和白血病的发病原因有关，白血病分为内因和外因，重要外因就是环境污染，城市中空气污染、电离辐射、灯光污染较多，再有一个就是室内装修，装修中常用胶合板、刨花板、壁纸、黏合剂、化纤地毯、油漆、涂料等会释放出甲醛、铅、苯等有害物质，并且它们的挥发周期可达十几年，对人体健康极为不利，抵抗力较弱就会引起白血病。城市儿童的医疗条件好，有点小毛病就上医院，滥用各种抗生素，也是白血病的致病原因之一。

内因则是儿童造血系统未健全，骨髓代谢活跃，面对各种室外、室内的环境污染，他们所受到的攻击、辐射比大人更强，自身免疫力却很弱。

本文开头的那个孩子，在新装修的房间内，加加减减住了十几日，同时由于离开了自己熟悉的居住环境，旅行又过于兴奋，无论是兴奋、烦躁、悲伤，从中医学角度来看都属于情绪不稳，可导致气滞血瘀，体内排毒功能降弱，从西医学角度来说，就是人体免疫紊乱，影响造血功能，最终形成了急性白血病。

为了孩子，我们要给他们尽量创造良好的环境，外出做好安全防护，同时避免长时间待在恶劣环境中，家中尽量选用绿色材料，避免过度装修，特别是儿童房，装修后起码通风半年再居住，儿童食材要清洗干净，避免化肥农药残留，有点小毛病别滥用药物，应该从根本上调整儿童体质，增加自身免疫力。下面，我将介绍3种适合儿童饮用，针对白血病的预防茶饮。

鬼针草茶

原料：鬼针草15克，黄芪3克。

制法：沸水750毫升闷泡20分钟。

用法：每日1次，作茶饮，饮至水淡。

功效：清热解毒，活血散瘀。

紫花地丁茶

原料：紫花地丁、金银花各10克。

制法：沸水500毫升闷泡20分钟。

用法：每日1次，作茶饮，饮至水淡。

功效：清热解毒，凉血消肿。

败酱茶

原料：败酱草5克，薏苡仁3克。

制法：沸水500毫升闷泡20分钟。

用法：每日1次，作茶饮，饮至水淡。

功效：清热解毒，活血消痈。

以上用到的所有材料都是干制，如果要用鲜品，请适当增加分量。鬼针草在我国大部分地区都有生长，紫花地丁则多分布在我国东北、华东地区，这两种草药对白血病的效用主要在活血化瘀、清热解毒上，两者强大的拔毒功能，在古代甚至用来治疗蛇毒，鬼针草还能刺激食欲、缓解疲劳，进一步增强人体免疫力，紫花地丁也有消炎、消肿、止痛的作用。这两种草药，家中可以常备，内服有保健效果，泡水、捣碎外用，可以缓解小儿腹泻、虫咬、皮肤病。

败酱草是许多地方都会吃的一种野菜，民间又叫燕儿衣、苦丁菜、苦益菜，这么一说许多读者应该不陌生了，夏天吃它吃得最多，炒、煲汤、凉拌都可以，它的味道苦涩，有清热解毒、去火消疖肿的效果，消暑热再好不过。入药的败酱草消痈排脓、祛瘀止痛，不仅可以防治血癌，也能够治疗一些别的疾病，如慢性阑尾炎，牙龈、喉咙上火等症。用它来泡茶味道清苦，小孩子可能会不喜欢，可以选择冰糖、白糖调味，但注意不能加蜂蜜同饮。

第二节　蓝莓果茶，女人远离宫颈癌

宫颈癌一直都是中老年妇女的高发疾病，近年来也有年轻化的趋势，其实这么说并不严谨，古代女性过早成婚生育，男性不注重个人卫生，我相信发病率并不比现代少，只是当时没有进行大规模的数据调查。当我国此类疾病开始关注时，现代社会已经进入了一个性观念开放的阶段，许多女性过早接触性生活，但相应的健康常识却没有跟上。

宫颈癌发病是有规律可循的，不能说完全是由性生活引起，比如遗传因素也占一定比例，但90%以上的宫颈癌，原因都是不良性行为。女性要注意自我保护，第一就是避免过早进行性生活，医学临床数据证明，18岁之前开始性生活的女性，宫颈癌的发病率比18岁之后才开始的女性高4倍；第二要避免滥交，注重男伴的素质，其中包括身体健康、讲究卫生，男性包皮过长或包茎者，他们的伴侣宫颈癌病发风险较大，因为生殖器容易"藏污纳垢"，包皮垢与口手不洁是引发各种妇科疾病的根源，也是传染人乳头瘤病毒（HPV）的重要途径，而临床上99%的宫颈癌患者都是感染人乳头瘤病毒后病变。

除此之外，吸烟女性的宫颈癌概率比不吸烟女性高80%，二手烟和吸烟同样危险；多次怀孕、流产，妊娠期不当性生活，都有可能破坏子宫内环境。

所以，女性一旦开始性生活，就要每年做一次妇科检查，日常关注自己的阴道健康，千万别信"女人多少会有点妇科病"这种谬论，心理上可以放松压力，行为上一定要即使治疗，出现以下症状请高度警觉：性交后阴道出血；阴道不规则出血；阴道分泌物异常。就算没有进行性生活，女性21岁之后也要每年进行一次宫颈癌筛查，因为宫颈癌潜伏期很长，前期甚至没有任何症状，但10年后可能从量变导致质变，越早发现越好治疗，前期的宫颈癌治愈率是100%。

中医学理论中的宫颈癌，发病根源是脾湿、肝郁、肾虚，脏腑功能亏损，冲任二脉调蓄失常，督带二脉约束胞宫的能力变弱，《黄帝内经》谓之：任脉为病，女子带下瘕聚；盖冲任失调，督脉失司，带脉不固，因而带下。总而言之，在预防治疗的手法上，与肝、脾、肾三脏密切相关，缓解气血运行不畅、下焦湿热等症状，目的都是在消除子宫颈的瘀阻。预防宫颈癌的保健茶饮，也重点在保卫妇科生殖系统健康，调整肝、脾、肾功能，以及消除湿毒上。

蓝莓茶

原料：鲜蓝莓50克（干品减半）

制法：沸水500毫升闷泡1小时。

用法：每日1次，饮至水淡。

功效：增强免疫力，抗肿瘤，消除妇科炎症。

滋润五花茶

原料：金银花、菊花、鸡蛋花、葛花、槐花、木棉花各15克。

制法：沸水1000毫升闷泡1小时。

用法：每日1次，饮至水淡。

功效：清热解毒，利湿抗癌。

黄芪豆米汤

原料：黄芪、薏苡仁各30克，赤小豆14克。

制法：1000毫升水煮30分钟。

用法：每日1次，滤渣代茶饮，饮至水淡。

功效：健脾利湿。

五花茶以金银花、菊花、槐花、木棉花和鸡蛋花配伍，是一个典型的南方凉茶，取5种药材清热解毒、清肝、凉血、祛湿解暑的作用，可湿热之邪排出体外，用来预防宫颈癌，比较适合湿热体质的人，或者夏季饮用，但是不合适阳盛体质的人，也不适合干燥的秋季。所以加了一味葛花，增添了生津止渴、祛湿消滞、健胃的效果，消除了传统五花茶的燥和寒。

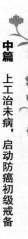

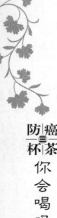

第三节 玫瑰花茶，保卫男女乳腺健康

乳腺癌是女性高发病，但是很多人不知道，男性偶尔也会患上这种"女人癌"，原因很简单，男人也有乳腺。乳腺癌的初期，一般是乳腺增生症，这几乎是每个女性都会患上的小毛病，区别在增生大小、发病轻重，情绪、经期、饮食不规律，都会影响乳腺的状态，但很少有人会治疗这个小毛病，因为大多数增生除了胀痛，似乎没有什么不适，不定期出现，也很难把握它的频率。但事实是，每4个乳腺增生患者，就有1个发展成乳腺癌

那么乳腺增生多久会变成乳腺癌呢，这个数字并不能确定，增生本身就很难确诊，你不注意不代表它不存在，临床上有半年从增生恶化成癌症的病例，但到底是不是真的这么短时间病发，没有前期检查的突然病变，医生也很难下结论，但更大的可能是半年之前，她所谓的"增生"肿块，就已经是癌瘤了；或者她的增生已经存在很久，根本不是自称或自查结论的只有半年。

这样的例子生活中特别常见，对于没有医学常识的普通女性来说，根本无法确定乳房疼痛和肿块属于何种疾病，全归于"增生"都是不严谨的，乳房疼痛与肿块，除了看起来是"小病"的乳腺增

生，还有可能已经发展成乳腺结节、小叶增生、纤维瘤等疾病。

那么我们怎么判断乳腺增生恶化到哪一步了呢？女性可以靠月经，大多数女性月经前会出现乳房胀痛，健康女性反应小，有的女性会胀痛1～2日，这就是非常轻微的局部增生；而有的女性经期前一周就开始胀痛，这可能是长期增生不疏通，已经变成了乳腺结节；有的女性经期十几日就开始痛，痛感十分强烈，那就是重度的增生，甚至可能已经变成纤维瘤；有的女性乳房每天都在胀痛，根本无法触摸，乳房皮肤凹凸不平，乳头异常变形有血性溢液，则可能已经患上了乳腺癌。

乳腺癌的发病年龄集中在40～45岁，西医学对乳腺癌的发病原因无法定论，考量的是综合因素，与遗传、发育、生育、生活习惯、生存环境都有关系，但医学界可明确这四类人属于乳腺癌高发人群：初潮年龄小于12岁，绝经年龄大于55岁者；未生育、未哺乳，生育年龄大于35岁者；月经周期短者；长期摄入雌激素过量者。

乳腺癌并不算致命癌症，早期诊治治愈率可达95%，但乳房对女性的意义不言而喻，希望各位女性读者关爱自己，越早发现越好，避免手术全切的"悲剧"。

男人的乳腺癌比较少见，但只要有乳腺，男性也有可能患上乳腺癌，中国是男性乳腺癌的高发地区。对于男性乳腺癌的防治，男人们首先要注意自己的雌激素水平，一旦出现乳房发育，内有硬结，乳头堆积分泌物，则可说明雌激素已经刺激到乳腺了，不要害羞，即使为了美观，也请上医院及时诊治；男性乳腺癌的发病，还有一个重要原因是肝炎，严重肝病患者会造成机体抵抗力下降，也容易引发细菌感染，特别是乳头内陷的男性，非常容易患上

乳腺炎。

针对乳腺癌的日常保健，男性和女性是一样的，不抽烟、不喝酒、不熬夜，心情愉快不生气，保持乳房清洁，饮食尽量清淡，少吃高蛋白、高脂肪的食物，定期做乳房自检、医检，要特别注意合理摄入雌激素，如少吃鸡皮、养殖黄鳝、大棚草莓、雪蛤、西洋参、蜂王浆、避孕药等，另外肥胖的人雌激素水平一般比较高，请保持体形适中。

中医学理论中，乳腺癌的病根在肝，女子多发，因为女子以肝为天，以血为本，肝又藏血，女人每个月还有一次月经，来月经的时候行血不畅，或者是生气、功能性疾病导致肝脏疏泄不畅，相互作用着，肝郁气滞，肝经从下往上在膻中堵住，就会忘两边的乳房走，乳房就会胀痛、结节，从气滞变成了血瘀，血一瘀就产生癥瘕积聚，有的慢慢就消了，有的小块小块堆积在固定的地方，慢慢变大。

玫瑰蚕豆花茶

原料：玫瑰花10克，蚕豆花6克

制法：500毫升沸水闷泡10分钟。

用法：每日1次，饮至水淡。

功效：行气解郁，和血散瘀，收敛浮阳。

双菊茶

原料：六棱菊、野菊花、半枝莲各20克。

制法：1000毫升水煮20分钟。

用法：每日1次，饮至水淡。

功效：除湿，化滞，散瘀，消肿，解毒。

主治：适用于乳房纤维腺瘤者。

香附路路通蜜饮

原料：香附20克，路路通30克，郁金、金橘叶各10克，蜂蜜20毫升。

制法：前4味加1000毫升水煮30分钟，滤渣取汁晾温，调入蜂蜜。

用法：每日1次。

功效：疏肝理气，解郁散结。

主治：适用于乳腺小叶增生者。

香附路路通蜜饮是一个很经典的方子，通过缓解肝郁气滞带来的小叶增生，达到预防乳腺癌的目的。其中主材的路路通，"能通行十二经络"，专治各种气血郁滞之病，女性的"血水同源，血乳同类"，活血脉的多能通乳，消除各种乳属瘀血阻滞之病，搭配香附、郁金、金橘叶，祛风、清热、散寒、除湿，在开郁通滞气的方面疗效更佳，此道茶饮对妇科相关的疾病都有缓解作用，除了预防乳腺癌，也能治疗经闭、痛经、不孕等疾病。

第四节　老烟民多喝南瓜藤茶

　　吸烟的害处我已经说得很多了，但生活中有的人会有这么一种心态：我已经抽烟二三十年了，戒烟已经没有什么意义了，强行戒除身体恐怕会出问题吧？

　　真的是这样吗？

　　我认识一位高校的老师，烟龄已有20多年，老婆备孕、怀孕，孩子出生，这一切都没让他戒烟成功，直到他的儿子患上严重的支气管炎，医生明确表示与长期吸二手烟有关，他自己也很痛苦，只能避免与儿子长时间接触，因为他当时的吸烟量已经达到一日二包，用他自己的话说，出差是最痛苦的事，因为公共交通工具上一般不能吸烟，常常是一到目的地就是找吸烟室。但是随着儿子发病严重，他的妻子给他下了最后通牒，如果不戒烟就离婚，他终于下定决心戒烟，戒烟的过程十分痛苦，最可怕的是他发现自己全身不对劲，首先是极度困倦，有时候走在路上，只能进入路边咖啡馆睡上一觉，才能清醒过来，其次是大脑反应下降，根本无法上课，最后是胃口大开，半个月之后血糖明显增高。总之，就是一种吃不够睡不够，无法正常工作的状态，他以为自己患上什么绝症，赶紧上医院检查，可是所有的检查都做了，并没有发现什么大病，医生仔细询问了他最近的情况，只能想到戒烟上。医生告诉他，这是极为严重的烟草依赖，自行戒除，对克制力（精神状态）是极大的考验，身体的免疫力和内分泌都会出现问题。

烟草依赖分为生理和心理，两者又是相互影响的，老烟民很难戒断，同时烟草已经严重侵害了身体，戒断反应会十分折磨，出现戒了比不戒更不舒服的错觉，建议烟龄长、吸烟量比较大的老烟民寻找戒烟门诊帮助，做好心理调适，循序渐进地戒烟。

这里也给老烟民吃颗"定心丸"，其实所有的戒断反应，正是身体在慢慢恢复的状态，不是什么绝症怪病。口渴大量饮水，这是在清除体内毒素；嗜睡是因为摆脱了烟碱的提神，血压、脉搏降至正常，血氧含量恢复正常，身体会比较放松，逐渐适应后嗜睡缓解，可摆脱长期吸烟神经高度兴奋状态；咳嗽是因为肺放松了，吸烟时肺分泌了大量黏液来自我保护，戒烟后肺不再需要这些黏液了，可以轻装上阵地呼吸，所以这些黏液得以大量排除，不要误认戒烟后反而痰多；胃口好因为身体消化吸收能力变强了，这个时候应该少吃高糖、高脂的食物，防治血糖升高；此外，便秘、头痛、盗汗、震颤、注意力不集中、皮肤发痒，都是身体各部分功能逐渐恢复的应激反应，如果能坚持一段时间，这些状态不会持续太久。

对于老烟民和癌症的关系，本书前几章已经有提及，所谓抽了一辈子烟也没得癌的幸运儿，毕竟是少数，我们不能用小概率事件来赌自己的健康，任何时候戒烟都不会晚，30岁之前戒烟，抗癌水平恢复至正常人，50岁戒烟，抗癌水平恢复至正常人一半，保证戒断10年以上，无论多大年纪，因吸烟而致癌的风险已经降低了50%。

　　针对老烟民戒烟防癌，我们也可通过养生茶饮来巩固效果，排除烟毒、减轻不适反应。

南瓜藤茶

原料：鲜南瓜藤100克（干品减半），红糖20克。

制法：500毫升水煮20分钟，滤渣取汁调入红糖。

用法：每日1次。

功效：利血脉，滋肾水，清肺通络。

荸荠茶

原料：鲜荸荠50克，绿茶3克，冰糖10克。

制法：鲜荸荠用500毫升水煮20分钟，泡绿茶、冰糖。

用法：每日1次。

功效：清肺、胃热，化痰，消积，生津止渴。

鱼腥草薄荷茶

原料：鱼腥草50克，薄荷15克。

制法：500毫升水沸水闷泡20分钟。

用法：每日1次。

功效：清热解毒，安神除烦，润肺祛痰。

　　以上茶方不仅可以消除长期吸烟带来的热毒，也能安神和血去肝风，改善身体微循环，帮助戒烟，减轻身体不适症状。其中南瓜藤可以用鲜品也可以用干品，加红糖配伍调味，连饮1个月，有补气扶正、醒脑提神、解毒祛痰，能够帮助老烟民摆脱烟瘾，快速恢复身体强健。

第五节　上班族常备桂花铁观音

上班族的健康问题非常严峻，亚健康是普遍状态，不定时的作息，不健康的饮食，通勤路上的空气，生活的压力，让他们身心疲惫。相信每一个疲于奔波的上班族，都对自己的健康问题十分担忧，亚健康可以导致各种疾病，最严重的就是过劳猝死和各种癌症。

那么上班族该如何判断自己亚健康呢？疲劳，一个人精神好不好，从眼睛的神采就可以看出，上班族对着电脑，常常会感觉眼睛疲劳，身体疲乏无力；头晕，注意力难以集中，记忆力严重下降，睡眠质量差，时时刻刻都想睡觉，但躺着床上又难以入睡；肩颈痛，坐班工作的人，如果发现颈肩发麻、僵硬、疼痛，说明骨头和肌肉已经开始扭曲；肠胃疾病，吃不了，饿不了，长期便秘或者腹泻。

上班族要防癌，最应该担心的是肠癌、肝癌、乳腺癌、前列腺癌。

肠癌，上班族的午餐，常常是快餐食品，快餐食品有高蛋白、高脂肪、低纤维等特点，加上常常把晚餐当正餐，加班吃夜宵，都是肠癌的直接诱发因素。所以上班族一定要注意饮食健康，如果企

业没有安排食堂，最好是自己带饭，减少外食，晚餐也不要吃得过于丰富。上班族的应酬太多，喜爱抽烟、饮酒，这也是肠癌、胃癌、肝癌多发的缘由。我的建议是，当健康与事业难以平衡的时候，还是要把健康放在首位，一定要注意张弛有度，加强自身约束力。

乳腺癌，女性应该避免熬夜，无论是加班还是夜间娱乐，这样会打乱作息，导致体内激素分泌紊乱，雌激素水平增高，乳腺癌、宫颈癌风险增大，同时又有研究表明，夜间处于光源之中，人体的褪黑素的无法形成，缺少褪黑素容易让白血病、乳腺癌、前列腺癌等上门，也会让人迅速衰老。所以熬夜过后，白天补觉要拉上厚窗帘，欺骗身体补充性地分泌褪黑素，但这样的行为容易打乱生物钟，不宜多次使用。上班族在忙也要保证一日睡眠7小时，最好11点前入睡，培养午睡习惯，这样才能完全调整身体状态，真正地消除疲劳，保持体内免疫细胞的活性。

食管癌，上班族久坐不动，机械动作，容易引起肌肉的劳损与神经的压迫，造成肩颈椎疾病，更有可能因为颈椎椎体增生，压迫食管，或因颈椎病神经功能紊乱，使得食管痉挛，长期如此，肩颈椎疾病就会引起食管癌。而颈椎病会刺激颈部交感神经，信号传导大脑内，引发交感神经兴奋，我们的胃肠活动就会受影响，出现厌食、腹胀、腹痛、呕吐、反酸胃灼热等症状，对肠胃的刺激很大，颈椎病得不到缓解，还会引发胃癌。上班族的日常，一定要每隔半小时就进行颈部与肩部的运动，简单的扭转放松即可，睡眠时选低枕、软枕，减轻颈部的压力。平时上班再忙，也要保证1小时的轻量运动，走路就是不错的选择，每日步行1小时，能够直接降低大肠癌、胰腺癌的概率，户外步行还能晒太阳，上班族不管男女，往往脸色苍白，这就是太阳晒得不够，每日晒15分钟太阳，保证足够的紫外线照射，最廉价最方便地储存维生素D，保证身体钙质充足，预防乳腺癌、结肠癌、前列腺癌、卵巢癌、胃癌等疾病。

上班的养生茶，一般以缓解身心疲劳为主，避免身体亚健康状态，防癌是水到渠成的事，同时喝茶也能提醒上班族多喝水，很多人忙于工作，顾不上喝水，几小时下来，才感到非常口渴，这时候身体已经极度缺水，血液黏稠度增加，长期致使血栓构成，影响肾脏代谢，诱发肝癌、前列腺癌。

桂花铁观音

原料：桂花、荷叶、铁观音各3克。

制法：500毫升沸水闷泡20分钟。

用法：每日1次。

功效：疏肝理气，醒脾开胃，清热胜湿，化痰散瘀。

木瓜五加茶

原料：青木瓜30克，南五加10克，炙甘草8克。

制法：青木瓜切细，同其他材料放入750毫升沸水中闷泡。

用法：每日1次。

功效：舒筋活络，和胃化湿。

栀子决明茶

原料：栀子3克，决明子、枸杞子、苦丁茶各2克。

制法：500毫升沸水闷泡20分钟。

用法：每日1次。

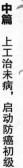

功效：明目，镇静，抗辐射。

　　栀子用到的不是花，是植物栀子的果实，有护肝、利胆、降压的作用。苦丁茶虽然是一种基础茶，但它的制法和使用都很特别，药用价值大多与养生保健功能，因此许多中药汤剂常用，有逐风、活血、清肺脾、散肝风、清头目等诸多功效，相传是明太祖朱元璋的救命药，治好了他的便秘、心烦。对上班族来说，天天坐在办公桌前，身体僵硬、呼吸不畅、大脑迟钝、视力疲惫都是常见病，栀子、决明子、苦丁茶能够很好地消除心烦，缓解头痛、耳鸣等亚健康症状，也能治疗久坐、饮食不合带来的便秘症状，并有抗辐射的作用，只是苦丁茶略为寒凉，对女性同胞不太友好，加上枸杞子有缓解作用，如果体寒太甚的人士，还是酌情少饮为好。

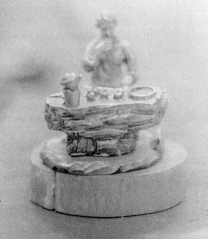

第六节　酒局常客请用蒲公英茶保肝

中国是人情社会，俗话说"无酒不成席"，过度的乙醇消耗，让我国肝癌发病率居高不下，全世界一半的肝癌患者在中国。酒局上的酒文化，是一把看不见的刀，肝脏是重要的解毒器官，喝酒之后，乙醇先通过门静脉，然后被肝脏氧化脱氢。大量饮酒会损坏肝细胞，引发酒精性肝癌，或增加其他癌症发生的易感性。

许多中年男性总觉得自己酒量不错，其实每天都在刀尖上走路，我增加看过一个病例，一位商人应酬颇多，自己也嗜酒，酒龄超过了30年，在酒场上是一员猛将，一直自豪于自己千杯不醉的量。但是有一次参加酒局，3杯白酒下肚，突然腹痛难忍地晕了过去，赶紧送医院才知道，肝脏破裂，肝癌确诊，需要马上进行切除手术。

30年的酒龄以为练就了金刚不坏之身，殊不知肝脏的负担早已到达顶点，各位酒局常客一定要注意，如果你平时酒量不错，某一天突然酒量下降，喝一点就极度不适，那么就是你可怜的肝脏在发出求救信号。

酒局常客要定期检查肝功能，酒精性肝病早期会疲倦乏力、

胃口不好、肝掌、蜘蛛痣，而肝癌前兆是不适症状进一步加重——肝区隐痛：持续性疼痛，难以缓解，左侧卧和劳累时会加剧；皮肤瘙痒：癌肿入侵胆管，会出现黄疸，胆盐沉积在皮肤上，又会引起皮肤瘙痒；肠胃不适：肝功能异常、肿瘤分泌物都会引起消化道不适，出现腹泻、消化不良、恶心、呕吐等；腹部坚硬：触摸右上腹有坚硬、不平整的包块。

当这一切没有发生的时候，大多数人都是身不由己，劝酒、拼酒很难推脱，"酒"是成年人无法绕开的人脉桥梁。明明知道喝酒无益，如何将损伤降到最小呢？

喝酒脸红的可以直接告知：我喝酒上脸，肝脏不好，喝不了多少。喝酒反应过度，出现脸红、恶心等症状的人，多半属于乙醛脱氢酶2携带者，发生肝癌的危险是正常人的4倍，这样的人能少喝就少喝，哪怕为此得罪人，也要把健康放在第一位。

近年来流行红酒、白酒、啤酒混喝，或者是和饮料混喝，每种液体的成分不同，乙醇浓度不同，身体分辨不过来，降解的负担就更重，再者啤酒、碳酸饮料等和白酒混喝，会加速乙醇的渗透作用。对肝脏、肠胃、肾脏等器官的刺激强烈。所以喝酒不要混着喝，混合酒的致癌概率比温和的纯酒高5倍。

空腹不喝酒，原因很简单，瞬间体内血液中的乙醇浓度升高，对身体伤害很大，喝酒之前可以多吃淀粉食物，水溶性的淀粉比肉类脂肪更能阻隔乙醇，喝酒中间多吃绿叶蔬菜和豆制品，蔬菜中的抗氧化剂和维生素可保肝脏，豆制品中的卵磷脂也有此作用。同样道理的还有不要"一口闷"，看上去豪爽也容易宿醉，讲究"节奏"慢慢喝，不时地喝点水调节，有助于乙醇排出体外。

蒲公英茶

原料：蒲公英5克，普洱茶3克。

制法：300毫升沸水闷泡20分钟。

用法：每日1次，饮至水淡。

功效：利尿散结，散热疏邪，解毒消痈。

葛花茶

原料：葛花10克，陈皮3克。

制法：500毫升沸水闷泡20分钟。

用法：每日1次，饮至水淡。

功效：清血疏肝，和胃理气。

板茵茶

原料：板蓝根5克，茵陈、郁金、绿茶各3克。

制法：300毫升沸水闷泡10分钟。

用法：每日1次，饮至水淡。

功效：清肝解毒。

以上茶方目的都在于解肝毒，其中蒲公英归阳明胃经，有解毒、消炎的作用，并且能够修复损伤的肝细胞，特别是喝酒和肝炎造成的肝损伤。购买蒲公英时，最好是全株的，也就是连根带叶，消痈散结的作用会更强大，除了对肝脏有益，对女性乳腺方面的疾病也有缓解作用。日常饮用，还能够起到消除水肿、清净血液、抗胃溃疡的保健效果，全面地提高机体免疫力。

第七节　玉米须茶，呵护糙汉子的娇弱前列腺

前列腺是男性的专属癌症，许多医生都说，前列腺就是中老年男性的地雷，不知道什么时候就会爆炸。前列腺癌就是一种和年龄有关的疾病，男性一过40岁，此后每添加10岁，前列腺癌的发病概率就翻倍，大多数患者发病年龄都大于65岁，刚刚是安享清福的年纪，一旦发病，患者和家属都因此痛苦不已。

前列腺癌由遗传因素影响，如果上两代人都有此病，第三代的发病率就比其他人高十几倍，除此之外，生活不规则、不良精神状态、抽烟、喝酒、高脂肪饮食、性生活过早、性生活不洁、运动量不足，都是男性诱发前列腺癌的因素。

前列腺癌前期有的人没有症状，有的人会出现尿频、排尿难等不适，但是和前列腺增生很像，要检查出前列腺癌，除了前列腺直肠指检，还要做血清PSA检测，以免晚期了还未发觉。这个在临床上屡见不鲜，男人年纪大了，总会有些前列腺增生，老年男性觉得排尿不畅是正常的，这些都会耽误前列腺癌的发现治疗。

食疗是预防前列腺癌的最好手段，护卫前列腺，我推荐以下6种食物：坚果，富含微量元素硒，可降低前列腺癌风险；西兰花，富含萝卜硫素和吲哚，是抗癌的重要营养素；蘑菇，含有β-葡聚糖香菇多糖，具有抗癌作用，其中香菇、平菇含有大量的麦角硫因，这种物质动物自身无法生成，并且一种强抗氧化剂，能够保护身体细胞，预防前列腺癌等多种癌症；石榴，可加快癌细胞自毁，减缓癌细胞的生长速度；南瓜子，可避免前列腺细胞增生，富含类胡萝卜素和ω-3脂肪酸，以及锌元素，共同作用下降前列腺癌风险；西红柿，富含西红柿红素，这也是一种很强的抗氧化剂，保护前列腺健康，预防前列腺癌。

男性的前列腺十分娇嫩，日常需要悉心呵护，不能吸烟喝酒，规律性生活，不穿紧身裤，不能久站久坐，还有一点特别容易被男性忽略：仔细清洁下身。

中医学理论中，前列腺癌被称之为癃闭，归属到泌尿疾病，血热妄行症候群，根据症状和患者体质，治疗手段分为3种：肾虚型，湿热型，瘀毒型。预防也是根据这3种分类，开出不同的茶方，请各位读者按照自己的实际情况对号入座。

肾虚型：腰痛乏力、头昏目眩、尿细淋漓不尽、尿频、身体消瘦、水肿、舌淡红、苔白，阳虚者伴有畏寒怕冷、便溏、阳痿，肾阴虚者伴有心烦失眠、口干盗汗。此类型人群预防前列腺癌，要补肾虚，肾阳虚者补肾阳，肾阴虚者养肾阴。

湿热型：尿急、尿频、尿痛、尿血，食欲不振，胃脘胀闷。此类型人群预防前列腺癌，要清热利湿，解毒通淋。

瘀毒型：腰痛、背痛、腹痛，排尿困难或血尿，舌呈紫色有瘀斑。此类型人群预防前列腺癌，要清热解毒，活血化瘀。

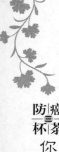

玉米须茶

原料：玉米须60克。

制法：500毫升水小火煮30分钟。

用法：每日1次，滤渣代茶饮。

功效：清热利尿，消肿渗湿，健脾益胃。

银归甘草茶

原料：金银花、甘草各5克，当归、绿茶各3克。

制法：500毫升沸水闷泡20分钟。

用法：每日1次，饮至水淡。

功效：清热解毒，活血祛瘀。

木通茶

原料：木通2克，绿茶3克。

制法：300毫升沸水闷泡20分钟。

用法：每日1次，饮至水淡。

功效：泻火行水，通利血脉，利尿抗菌。

以上三种茶方刚好对应了前列腺疾病的3种症型，请读者根据自己的体质自行取用。其中银归甘草茶因为用到了当归和甘草，适宜性更强，是所有男性都可用的前列腺保健茶。

第八节　老人抗癌，黄芪红茶最温和

老年人是癌症高发人群，首当其冲的原因当然是体质下降，免疫功能低下，内分泌失调。随着年龄的增长，人类的衰老降临，增加了对致癌物的"易感性"，有免疫能力的细胞对突变细胞的监视和清除下降，突变细胞易向癌细胞转化。除此之外，致癌因素80%来源于外界刺激，老年人生存时间长了，致癌因子在体内积累，潜伏期为10～40年，年轻时抽烟喝酒，从事危险工作的人群，从20～30岁开始潜伏，而老年人应激能力差，心理和生理调节时间缓慢，40～50岁很容易突然暴发疾病。

老年人的防癌养生，唯一途径增强体质，目的是提高免疫能力，正气存在，邪不可干，避免癌细胞突发爆发增长。除此之外，应该定期查体清除隐患，对癌症好发部位重点检查，对慢性消耗性疾病要及时治疗。

● 老年人如何增强体质

吃饭充分咀嚼：营养充足时提升体质的基础，老年人咀嚼能力

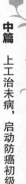

退化，一定要及时修护牙齿损伤，有意识地多嚼食物，让食物得到充分的消化吸收，同时多嚼可刺激唾液产生，唾液具有抑制致癌物质的功效。

按摩：人体皮肤下存在一种组织，老年人这种组织活跃不充分，当按摩或摩擦后会刺激活跃，进入血液循环，演变为网状细胞，网状细胞具有免疫功能，所以老年人要多按摩、擦身体，提升免疫力防癌。

心态乐观：老年人退出主流社会，容易产生悲观忧郁的情绪，身边人要多陪伴，不良情绪会严重抑制机体免疫功能。

和缓运动：老年人的生理功能衰弱，和缓的体育锻炼，如户外慢跑、打太极拳，可加强身体素质，提升免疫力。

起居有常：老年人睡眠时间短，一定要积极安排日常活动，防止夜晚失眠。

饮茶：各类型的养生茶，以温和为主，强身健体，调节内分泌、免疫力，消灭致癌因子

黄芪红茶

原料：黄芪15克，红茶2克。

制法：500毫升沸水闷泡20分钟。

用法：每日1次，饮至水淡。

功效：补气升阳。

主治：适用于老年人气虚体弱，骨质疏松，慢性肾小球肾炎、糖尿病等。

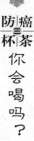

柿叶山楂茶

原料：柿叶10克，山楂12克，红茶2克。

制法：500毫升沸水闷泡20分钟。

用法：每日1次，饮至水淡。

功效：活血通脉，降压减脂。

主治：适用于老年人冠心病、高脂血症及高血压等。

延寿茶

原料：茯苓、熟地黄、菊花、人参、柏子仁各2克，红茶3克。

制法：500毫升水煮15分钟。

用法：每日1次，饮至水淡。

功效：补脏补虚，安神益智。

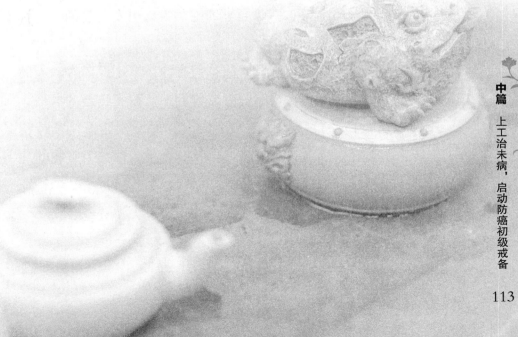

第九节　"喝"走抑郁的解忧茶

　　愤怒、沮丧、悲观、压抑等负面情绪，会降低人的免疫力，导致各种疾病。人的性格可分为5个类型。A型：脾气急躁，容易患上心脑血管、消化道溃疡疾病；B型：积极乐观，遇事从容不迫，是最少生病的人群，也是长寿老人最多的性格；D型：控制欲强，容易患上心脏病；E型：情感丰富，思虑过多，容易患上各种生理性紊乱疾病，如头痛、失眠。而C型，则是最容易患上癌症的性格，这个类型的人，多半是性格内向，遇事不愿抒发，好生闷气，压抑怒气，一点小事便焦虑不安。长期的抑郁心理，干扰了免疫功能的监控能力，不能及时监察、清除异常细胞，极易引发癌症的。这种性格的人得癌概率比一般人高3倍。

　　这样的情况，实际上与中医学的"情志内伤"不谋而合。人的性格在青春期后基本定期，很难改变，我们不能改变自己的性格，但一定要控制自己的情绪，做情绪的主人，而不是让情绪掌控精神，中医学的七情，指喜、怒、忧、思、悲、恐、惊，与脏腑的功能有着密切的关系，七情影响五脏，又以喜、怒、思、悲、恐特别突出，谓之"五志"。

　　无论七情还是五志，都是人的情绪，是人对外界的一种反应，我们每日都在经历着不同的情绪，很可能1分钟之内变换好几种情绪，但是短期的、缓和的情绪，是正常的生理活动，不会让人致病，但是长期被某种情绪刺激，又不能及时抒发、适应，就会造成脏腑气血紊乱，相比其他的"外邪"，这种是从体内直接攻击的。

人体的脏腑维持正常的生理功能，依赖气的温煦、推动和血的滋养，五志影响这种运作，所谓"怒伤肝""喜伤心""思伤脾""忧伤肺""恐伤肾"，而脏腑气血的变化又会反过来影响情绪，所以我们生活中说一个人有天生的忧郁气质，很可能是身体不好。

长期的不良情绪，首先是"伤心"，心主藏神，调控精神意识，为五脏六腑的调动者，情绪心而发，七情内伤会先影响到心，然后损及相应内脏，一种情绪可伤及多个脏腑，多种情绪也可重伤一个脏腑，特别是肝和脾，肝主疏泄，调畅情志，脾主运化，是气血生化的源头，气机升降的枢纽，又藏意主思，情绪从心伤起，最重伤的就是这两个脏器，这两个脏器一伤，问题又更严重，气血运行大乱，身体的阴阳平衡失调。

所有的情绪当中，以忧郁最伤人，因为忧郁是最沉默的情绪，其他的情绪都有可能掩盖在底下，怒气、思虑、恐慌，浓重又得不到抒发，所以《黄帝内经》常将悲哀愁忧和怵惕思虑并称，也直接指出：悲则气消。意思是过度的忧郁，可使正气消耗，引起精、气、血、津液等物质的损耗。或者是直接化火伤阴，导致痰瘀，抑郁使脏腑气机阻滞不畅，气郁阳蕴而化火，导致津液凝滞生成痰湿，血行不利而结成瘀，也就是临床上说的肿瘤癥积。

抑郁症也是现代人的常见病，除了自我开解，也可通过茶饮解忧，达到防癌的目的。

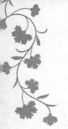

洋参玫瑰茶

原料：西洋参、黄芪、枸杞子各5克，玫瑰花10朵。

制法：500毫升水煮15分钟。

用法：每日1次，饮至水淡。

功效：清心解郁，补充精神，增强免疫功能。

紫苏解郁茶

原料：紫苏叶5克，紫苏梗、绿茶各3克。

制法：500毫升沸水闷泡10分钟。

用法：每日1次，饮至水淡。

功效：疏风解表，疏肝行气。

酸枣仁茉莉茶

原料：酸枣仁5克，茉莉花3克。

制法：500毫升沸水闷泡10分钟。

用法：每日1次，饮至水淡。

功效：宁心安神，养肝敛汗。

生活中我们常用到紫苏叶做香料，特别是一些水产品的烹调中，紫苏有除腥解腻的作用，其实这样的搭配也暗含中医学原理，紫苏解鱼蟹毒，有发汗解表、理气宽中的作用，并且性质温和，日常有气喘咳嗽者的小毛病，也可多喝此茶。紫苏梗的作用比紫苏叶更强一点，两者合用，味辛，性温，归肺经，调理气机作用很强大，能够很好地解决胸脘气滞，解决生理上的郁症，心理上的烦闷也可缓解。

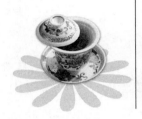

下 篇
对症茶饮，专项整治，天下无癌

第一章　瘀血内积久成癌，
　　　　活血化瘀通经络

第二章　痰浊结坚成肿块，
　　　　软坚散结疏津液

第三章　癌症多从炎症来，
　　　　清热解毒排脏物

第四章　五脏防癌，看人"脸色"喝茶

第五章　癌症近在咫尺，
　　　　三杯茶拉你一把

第一章　瘀血内积久成癌，活血化瘀通经络

　　"瘀"是人体内的垃圾，就像咱们用的电脑，电脑用上一段时间，变慢了，我身边的年轻人告诉我，这里运行时产生的垃圾，要清理一下。人体内的"瘀"也是时时在堆积，开始的时候，顶多产生一点小毛病，但是聚沙成塔，再小的瘀堵也有可能引发大病，癌症也是，如果不引起注意，也会酿成大的悲剧。

　　古人云："癌瘤者，非阴阳正气所结，乃五脏瘀血浊气痰滞而成。"其中一大原因就是血瘀，中文里对"瘀"的一个解释就是"积血也"，有的医书还直接指出：瘀，积血之病。这么解释不无道理，无论是痰湿、湿热、浊气，只要瘀堵在体内，最后的结果一定是产生瘀血。

　　而人体内的血液循行在身体的脉络之中，在气的推动下滋润着五脏六腑、皮肉筋骨，为体提供营养。如果发生了瘀血内积的病，首先是经脉被堵着，血液无法正常通行，整个身体就失养了，体质下降，免疫力不起作用，什么病都上门了，同时瘀血里都是脏东西，留在体内，形成各种包块肿物，这就是癌症的来源。

防癌一定要将瘀血消散，生出新的健康的血液，除此之外，还要注意排除浊气，这是防止瘀血再生的重点。浊气是人体的废物，由肠胃所生，肝脏纾解失调所致，它在经脉中流窜，遇上血液流动，它没有推动的力量，就停留下来，又污染了血液，阻碍了血液流动，等下一批健康的血液流过来，这边停滞的浊气脏血太多了，新血也冲不过去，气滞血瘀越来越严重，在体内的郁结肿块越来越大，就变成了恶性肿瘤。

从本章开始，所提供的茶方会略为复杂，防癌从全面补养到专项专治，一步一步消除癌症发生的可能性。

第一节　田七丹参茶，导瘀血而敛新血

血瘀体质的人，看起来就脏脏的，整个人没有神清气爽的气质，从外形看，一般不是痘痘就是斑，无论肤色黑白都呈现晦暗之色，头发稀疏，眼睛不亮，有一点小伤口很容易留疤，从言行上，整个人呆呆板板，一点都不灵活，这都是"浊"的外在表现，说明这个人微循环不好。

日常中，血瘀的人怕冷，吹一点风就容易生病，所以要避免风寒，风寒湿最容易致病的邪气，性质凝滞和收引，会导致血瘀加重。血瘀体质的养生原则，是坚持活血祛瘀，疏利通络，手法上有调气以化瘀和养阴以活血，说得通俗一点，就是排脏的血、生新的血，很多人觉得养阴不适合血瘀者，其实不是这样，养阴和帮扶寒

凉之气没有关系，由于津血同源，津枯则血燥，养阴生津可治疗津液不足，想想看，健康的新血第一有"冲开"的作用，第二就是排了脏血，我们得有新的血液填充。此篇中的防癌养生药茶，也就是以此为主张进行配伍的。

除了喝养生茶，日常血瘀体质还要注意一件事，日常我们吃、喝、运动养生，却往往忽略了精神状态，血瘀体质的人要注意胸襟开阔，不要沉湎于抑郁之中，心胸狭窄容易加重血液流动不畅，此外血瘀体质的人也不懂轻易动怒，肝藏血，怒伤肝，也会加重瘀血风险。

田七丹参茶

原料：三七10克，丹参15克。

制法：沸水500毫升闷泡20分钟即可。

用法：每日1次。

功效：活血散瘀，止血，定痛。

禁忌：孕妇禁用。

败酱白芍茶

原料：败酱草、红茶各5克，白芍、当归、续断、生地黄各3克。

制法：用500毫升水煮沸，水开后闷泡20分钟即可。

用法：每日1次。

功效：清热祛瘀，养血生新。

桃归茶

原料：桃仁、红茶各5克，当归、红花各3克，牛膝2克。

制法：用500毫升水煮沸，水开后闷泡20分钟即可。

用法：每日1次。

功效：活血养血，祛瘀。

三七归肺、肾经，为人参同属植物，补血作用还强于人参，被李时珍尊称为"金不换"，不仅能补血，还能够止血，更强大的是能够散瘀消肿，这是许多补血、止血的药物都做不到的，是一种和营平衡的药物，对于癌症来说，通脉行瘀和生新血都十分重要，否则就是一病未灭，一病又起。按西医学的理论，这个原理也很好解释，三七之所以抗癌，就是因为其出色的造血功能，癌细胞有厌氧的特性，而人体血液的健康程度，直接影响着人体供氧，人体红细胞越多，制造更新的功能强大了，癌细胞就是难以生存的。田七丹参茶还有一味丹参，也有活血散瘀的效果，由于归心、肝经，"排除"的作用更强些，帮助三七清理血液邪毒，消除一切组织肿毒，生肌长肉。

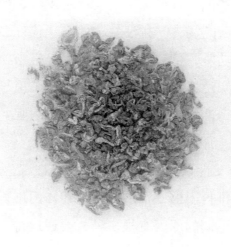

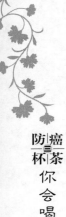

第二节　脸黄黄，经不畅，温经活血用川芎

生活中我们不难发现，女性同胞比男性更容易长斑，女性也更怕冷，更容易气色不佳，这除了先天禀赋的影响之外，还有一个就是因为女性心思较多，更容易浊气内停，引发瘀血体质，实际上也确实如此，80%的女性都有经期不适的困扰，说明女性或多或少都有些血瘀体质。

举个很简单的例子，浊气是从肠胃中而起，很轻微的浊气，最快速的排出途径就是打嗝、放屁，男性大大咧咧，有时候自己都没注意到，就把这些浊气排出来了，女性脸皮薄，如果没找到私人的空间，是不会在公共场合"排浊气"的。现代许多的年轻女性，练就了超常的"忍功"，把浊气憋回身体里轻轻松松，冬天为了漂亮穿着单薄，却不知道这些行为是得了面子失了里子，女性本身体质就弱，小风吹着，浊气憋着，你不生病谁生病呢？小脸黄黄的也不好看，经期不适，痛的是自己。

月经期对于女性来说非常重要，能够把毒素彻底排出体外，血瘀体质的女性排得不够好，造成毒素在体内堆积，埋下癌症的隐患。当然，月经不调的原因有很多种，要通过排血瘀来调月经的女性，一定要注意分辨，反过来，我们也可以通过月经的状态来判断，自己是否需要进行血瘀体质的养生？

月经量少或延迟，甚至闭经，这不太像血瘀的症状，最有可能的是气血虚、肾气不足或痰湿体质造成的，气滞血瘀型的经不畅，应该是月经不定期，有时前有时后，量也不定，有时多有时少，更明显的特征是，经血颜色发紫，有血块，月经之前或当中小腹坠胀难忍，一旦有血块排出又会舒服一点。

有血瘀症状的女性，一定要注意温经活血、行气化瘀，多吃补养肝脏并疏通肝气的食物、药物。因为肝脏是血液的仓库，并有调节血量的作用，气滞血瘀型的月经不调，最明显的症状是"不安定"，时间不固定，经血量也没有规律，有的人闭经，有的人崩漏，都是肝脏功能失调，气机紊乱造成的。

川芎茶

原料：川芎5克，玫瑰花（或其他花茶）3克。

制法：沸水300毫升闷泡20分钟即可。

用法：每日1次。

功效：活血止痛，行气开郁，祛风燥湿。

主治：适用于月经腹痛，产后瘀痛者。

芎归茶

原料：川芎、当归各5克，艾叶、白芍各2克，玫瑰花（或其他花茶）3克。

制法：沸水500毫升闷泡20分钟即可。

用法：每日1次，饮至水淡。

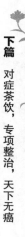

功效：温经活血。

主治：适用于受寒后血瘀胸腹痛者。

香附川芎茶

原料：香附5克，川芎、玫瑰花（或其他花茶）各3克。

制法：沸水300毫升闷泡20分钟即可。

用法：每日1次，饮至水淡。

功效：疏肝活血。

主治：适用于肝郁气滞血瘀所致的痛经、闭经、经期头痛者。

　　川芎茶不仅能够用于日常的活血温经保健，更可用于产后保养，产后因为恶露和瘀血内停的缘故，许多妇女在月子中气血运行受阻，经络筋骨不利，导致各种腹痛，身体酸痛、麻木，甚至多年无法恢复，这样的长期慢性折磨，会导致一系列妇科常见的癌症。川芎通肝经之脏，专攻补血行血，对脏浊旧血有破散的效果，加上玫瑰花的健脾补气效果，又可防止它太过性散，保证散中有补，运行气血。

第三节　机器人关节，牛膝草茶宜常饮

风湿病是一种非常难受的疾病，而血瘀体质的人，又是风湿病的高发人群，因为他们特别容易把外面的"风寒湿"藏在体内，本来就是气血不畅，经脉失和的身体，第一没有排出这些邪气的能力，第二瘀血又给邪气提供了容器。于是各种骨肌肉疼痛就发作了，时间久一点，这些"风寒湿"更加重了瘀血内结，造成各种关节肿大畸形、皮下结节，容易发展成骨癌。

有的年轻人不屑一顾，觉得这些都是老年人病，其实血瘀造成的经筋病还不止于此。

最日常的实例就是，虽然没有关节骨病，但是各种小毛病一点不少，比如身体关节屈伸不利，维持一个动作久了肢体就麻木了；稍微走走动动，肌肉疼痛、痉挛和疲乏；手脚冰冷，一个晚上都睡不暖被窝；身体部位有一些莫名其妙的瘀青，眼圈发黑，嘴唇发绀；身体突然出现一阵刺痛、绞痛、闷痛，可以出现在头、胸、腹、两胁等部位。这些都是血瘀的症状，和肌肉筋骨血行不畅有很大的关系，甚至是下肢动脉硬化的早期表现。

虽然不是大病，但也让人烦躁难耐，而且小病不治，迟早有大

病缠身，日后很可能发展成脑梗死、冠心病、肺栓塞、肝硬化、风湿病，以及骨癌、肝癌、胃癌。

那么血瘀为什么会影响到肌肉筋骨呢？以腿抽筋来打比方，血瘀症容易造成下肢的痹痛，既没受凉，也没缺钙，也会让你腿抽筋，原因很简单，气滞血瘀导致血液黏稠度高，血栓形成，动脉硬化，又更进一步阻碍血液畅行，无法代谢浊物，达到一定浓度时，就会刺激肌肉收缩，引起抽筋、疼痛。这就是肌肉影响筋骨，形成筋结（自我保护，防止损伤拉断）的典型例子。筋结如果长期形成就无法复原，形成筋结太多，人体动作就不灵活了，肌肉和骨关节就容易拉伤。这些慢性伤害通常发生在青少年时期，但发病一般在中老年时期。

为什么人年纪越大越是青筋暴露呢？为什么体力劳动者青筋特别粗大呢？这些都是肌肉筋骨过度劳损的一个表象，年纪大和重体力劳动者，往往也会出现行动失调，各种关节疾病的症状，血瘀患者通过时间的累积，对肌肉筋骨造成的伤害，比一般人又大得多。所以，血瘀患者不应该忽视各类经筋病的早期表现，应通过活血化瘀减轻症状，防止肌肉筋骨损伤过重。

牛膝茶

原料：牛膝5克，普洱茶3克。

制法：沸水500毫升闷泡20分钟即可。

用法：每日1次，饮至水淡。

功效：活血止痛，祛瘀，消痈，散肿。

禁忌：孕妇禁用。

牛膝菟丝茶

原料：牛膝5克，菟丝子、红茶各3克。

制法：沸水500毫升闷泡20分钟即可。

用法：每日1次，饮至水淡。

功效：补肝肾，活血祛风湿。

主治：适用于腰膝软痛，四肢麻木者。

牛膝泽兰茶

原料：牛膝5克，泽兰、红茶各3克。

制法：沸水500毫升闷泡20分钟即可。

用法：每日1次，饮至水淡。

功效：化瘀通痹，利水消肿。

四川产的牛膝质量最佳，是强筋壮骨的常用药，可以配伍其他的药茶材料，活血化瘀驱寒湿痹痛，孕妇禁用，搭配泽兰能疏肝气而通经脉，达到祛瘀散结而不伤正气的效果。

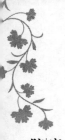

第四节　山楂冬青茶，血管清道夫

　　血瘀对血液健康的直接伤害，就是将浊气、寒湿等脏东西累积在了血液里，血液变得黏稠，在流动过程中，血液为了自身的净化，会将污垢留在血管壁上，形成物理上的拥堵——血脂斑块、血栓，某些血管壁越来越厚，又会对人体血管造成直接伤害。人体的血管连接着各种器官，动脉和静脉传输血液，毛细血管进行血液与组织交换，每个人的血管大大小小相加，长度可绕地球两圈。

　　健康的血管本该是这样的，柔软有弹性，通道不宽不窄，血液顺利通行，血瘀致使血管受损伤，后果是血管又硬又脆，没有弹性，管腔狭窄，反过来又影响了血液流畅，血瘀进一步加深，最后导致人体供氧受影响，营养物质供应也跟不上。

　　局部的血管硬化、血液栓塞还会造成各种局部功能障碍、疾病，我们身边的老年人，80%都在遭遇这样的疾病，而血瘀患者的病发程度更高，随着年龄增长，人体功能下降，身体净化血液的能力越来越差，过多的红细胞老化、硬化，凝聚在一起，进一步增加了血液黏稠度，病发在心脏血管，就是以冠心病为首的心脏疾病，病发在脑血管，就是脑血栓，病发在肾脏血管，就是肾动脉硬化，病发在肝血管中，就是肝硬化……血管都是相连的，其中有一段出问题，它血管壁上的垃圾就是定时炸弹，一旦掉落，随着血液流动，又会影响其他血管，最终就是血管全面堵塞，心脑血管疾病极易导致猝死。

● 血瘀体质到底应该清什么？

中医学所说的浊气、寒湿、热毒，都是造成血瘀，增加血液黏稠度的脏东西，在西医学理论中，血瘀中的垃圾包括坏胆固醇，糖类，激素，尼古丁、焦油、一氧化碳等有害物质，口腔细菌。

减少这些垃圾的产生，第一就是膳食平衡，避免暴饮暴食和高油、高盐、高糖的食品；第二是正常作息，早睡早起，保证肝脏代谢，净化血液，保护血管；第三是饮水充足，血液里有90%的水，充足的水分可以稀释血液的黏稠度，促进肾脏代谢，排出毒素；第四是适当运动，运动可加速全身血液循环，降低血液黏稠度，促进脂质物质代谢，保护血管弹性。

还有一个许多人想不到的问题，口腔中的细菌会直接进入血液，有研究表明，口腔卫生环境差可直接引发心脏病，所以，为了减少一点血液中的垃圾，改善血瘀体质，请注意口腔清洁。

最后当然是注意饮食摄入，除了我所推荐的活血通脉茶饮，还可多吃天然抗凝与降脂食物，如山楂、燕麦、黑木耳、茄子、大蒜、洋葱，这些食品可以抑制红细胞与血小板聚集，保持血管壁的光滑。

山楂冬青茶

原料：毛冬青20克，山楂10克。

制法：沸水500毫升闷泡20分钟即可。

用法：每日1次，饮至水淡。

功效：活血通脉。

主治：适用于血栓闭塞导致的心脑血管疾病者。

蒲地茶

原料：蒲公英5克，生地黄、绿茶各3克。

制法：沸水300毫升闷泡10分钟即可。

用法：每日1次，饮至水淡。

功效：凉血解毒，散结除痹。

三七沉香茶

原料：三七5克，沉香2克，茉莉花3克。

制法：三七、沉香用500毫升水煮沸，加入茉莉花闷泡20分钟即可。

用法：每日1次。

功效：活血、止痛、强心、降血压。

山楂可以消食化积、行气散瘀，现代药理指出山楂能扩张冠状动脉，增加血液流量，防止心肌缺血缺氧，降血脂，抗动脉硬化。毛冬青能清热解毒，活血通脉，降血压，但是性寒，不适合脾胃虚弱者。两者搭配，山楂冬青茶更适合食欲好、身体壮实的年轻人，老年人可选其他两个茶方逐血瘀抗癌瘤，以及预防心脑血管疾病。

第五节　造血神器，党参桂圆茶

气血，是推动人体各项功能的动力和基础，一旦身体出现气血两虚的状况，也会出现血瘀的状态，因为没有充沛的气血运行周身，身体的正气不足，免疫力下降，兼之血瘀形成，就会出现各种疾病，包括癌症，胃癌就是典型的血瘀兼虚症。

气虚和血虚常常同时发作，因为气和血的关系太大了，常因为气虚不能生血，或因血虚无以化气所致。两种虚症一起发生，气虚则身体功能减退，血虚则身体组织失养，气血两虚的人，常常是懒懒散散，面青唇白，因为根本没有足够的气血支撑精神。同时如前所说，如果气血两虚导致血行无力，血液瘀滞，就变成气血两虚的瘀症了，这种状态，中医学叫"虚中夹实"，相比单纯的气血两虚，患者的状态更为神情麻木，倦怠乏力，气短懒言，身上常有青紫的瘀痕，或者身体常常肿胀、刺痛，脸色和舌象从单纯的苍白变得晦暗，看起来乌突突的。

对于这样的血瘀症，我们要想办法补血补气，以达到冲破血行的目的，而补气血的根本，就在于调脾胃，中医学认为调理气血，第一步就是要调理胃肠，胃肠好了，受纳水谷，食、水、药等

一切，在这里经过初步的消化吸收，这是水谷精微的原料，第二步就是健脾，脾和气血息息相关，因为只有靠它，才能把刚刚胃肠处理过的物质，转化为水谷精微，又是靠它，把水谷精微输送到身体各个角落，营和气血，其中上输于肺，由肺脏注入心脉，最终化为气血，通过经脉输送全身。所以《证治准绳》中说：脾胃者，气血之父也。现代的医理则证明，脾是免疫器官，进入人体的所有病原体，都要经过脾的考察应答。

党参桂圆茶

原料：党参10克，龙眼5枚，玫瑰花3克。

制法：沸水500毫升闷泡20分钟即可。

用法：每日1次。

功效：补中益气，生津养血，升血糖，降血压。

主治：适用于气血两亏者。

黄芪大枣茶

原料：黄芪、当归各5克，大枣5枚，玫瑰花3克。

制法：黄芪、当归、大枣用500毫升水煮沸，加入玫瑰花闷泡20分钟即可。

用法：每日1次。

功效：养血补气。

主治：适用于气血虚，免疫功能低，再生障碍性贫血者。

当归白芷茶

原料：当归5克，白芷、绿茶各3克。

制法：将当归、白芷用300毫升水煮沸，加入绿茶闷泡10分钟即可。

用法：每日1次。

功效：活血养血，化湿解毒。

主治：适用于气血虚寒导致的溃疡发炎，以及肿毒癌瘤病症。

3个茶方中，有2个茶方用到了当归，当归是补气补血的圣药，也是一种"无穷动"的帮补之药，可升可降，阳中之阴，入之补气药中则补气，入之升提药中则提气，入之补血药中则补血，入之降逐药中则逐血也。所以当它搭配黄芪、玫瑰花、大枣时，益气、行气、补血的功效都发挥到了极致，但是搭配白芷和绿茶，它又能化湿解毒，平补气血。

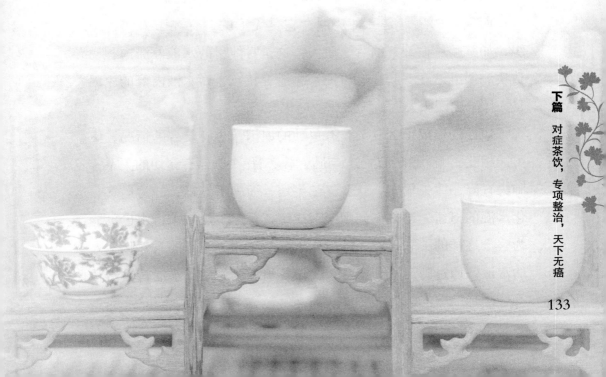

第二章　痰浊结坚成肿块，软坚散结疏津液

痰分为两种，一种是咳嗽堵喉咙里的，这是有形之痰，存在于呼吸系统，肺部和支气管分泌的黏稠液体，中医学叫痰涎，这是我们的呼吸道为了保持湿润所分泌的，健康人的痰涎少量而稀清，当呼吸系统有炎症的时候，致病菌使痰涎增量，也会更浓稠，甚至变成黄脓痰，或痰中带血，咳出也是一种身体的自我保护。

而致癌的痰，是一种痰浊，它是无形的，存在于人体各个组织，如脏腑、血液、筋骨、肌肉，这是身体里的水液停滞内积，导致痰和湿凝结在一起，有重浊、黏滞等特点，而水液内停的原因，是人体脏腑阴阳失调，气血津液运化失调。

痰浊的形成十分复杂，有单独的原因，也有复合的情况，更有可能相互影响，相互转化，与肺、脾、肾3个脏器有密切的关系。若肺失宣降，津失输布，就会气郁生痰，而脾不健运，脾为运气、运化水湿的枢纽，运化失调则湿聚成痰，肾虚不能制水，水也可能泛为痰。这样的关联，与人体运化水湿的程序分不开关系，脾把人体的水液，通过肺运送到全身，又把各组织利用后的水液转输给肾，肾通过气化作用形成尿液，排泄于体外，3个脏器维持着人体水液（津液）的代谢，任何一个功能失和，整体的水液代谢就会失衡，水液无法濡养身体，反而和其他的脏物、废气混合在一起，形成脏浊的水湿而潴留，水湿就是痰浊的初级形态。

人体内痰浊过盛，就容易聚结成块，慢慢越来越大，坚硬如石，谁能想到它们是水湿结成的呢？恶化的有形之肿块即为恶性肿瘤，《黄帝内经》中对此病症，讲究"坚者消之，结者散之"，千年之前就点出了预防痰浊成癌的重要手段——使肿块软化，然后逐渐消散。我们的养生手法，重在消除痰浊，调和肺、脾、肾此3个脏器。

第一节　身体水肿难消，请用海带入茶

我们身边常见一类人，明明体重不重，看起来就是肿肿的，人说喝水都会胖，他们的肥胖真的是因为"水"，也就是我们常说的水肿。水肿这种症状，每个人都会发生，比如早上起来眼睛肿肿的，手握不起来，就是因为经过了一夜的睡眠，水液无法及时排出，留在了身体里面。但是发展成肉眼可见的水肿型肥胖，就要注意自己是不是痰浊内积，已经影响了脏腑的功能。

首先我们可以通过一个小测试来判断自己的水肿程度，临床上轻度的水肿容易发生在眼睛周围那一圈，还有小腿到踝部那一截，手指压一压很快回弹，多喝几杯水利尿，一个上午就消肿了；中度

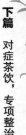

的水肿发生在全身，指压后出现明显的凹陷，久久不能复原；重度的水肿可导致皮肤发亮，身体内外有坠胀感。

中医学理论中，水肿就是因为痰浊，使得肺失宣降，脾失健运，肾失开合，最终的结果是阻碍膀胱贮尿和排尿，导致体内水液潴留，这些水液泛滥在肌肤下，使人肿胀难消。

中医学又将水肿分为阳水和阴水。阳水者，多半因为外感湿邪，重点在肺、脾。湿邪是什么？就往湿和邪上面想，诸如风吹、空调房湿气、冒雨涉水、吃了生冷食物，都有可能导致肺失去宣发、通调的作用，津液无法往上宣发营养皮肤，津液的代谢物又不能往下通调变成尿液，再有就是影响脾为湿困，失去它的运化作用，致水湿停聚。

阴水者，多半是因为虚劳，重点在肾、脾。虚劳包括饮食失调，或者疲劳过度，这些都是伤脾的行为，损伤的是脾气，脾气不运作了，代谢就会失常，使得水液潴留，泛滥肌肤。还有一点也许大家都想不到，房事过度也可能导致痰浊，因为房事太多伤肾气，肾不能化气行水，开合不利，结果也是水液内积，变成痰浊。

阳水和阴水常常互相转化，因为肺脾失调导致的水肿，久必及肾，肾虚容易导致脾阳，肾虚水泛又会上逆犯肺。所以，虽然治病要分阴阳而治，但我们的防癌茶还是重在预防，以排出痰浊，防止肿块坚结，顺带解决水肿，所以不必太过分清阴阳，阳水、阴水一起解决，肾、脾、肺一起补养。

海带茶

原料：海带5克。

制法：将干海带发开洗净，铁锅炒干或用火焙干，300毫升沸水闷泡10分钟即可。

用法：每日1次。

功效：清热软坚，化痰利水，化瘀散结。

主治：适用于腹胀，水肿，甲状腺肿块者。

白术乌龙茶

原料：白术10克，乌龙茶3克。

制法：沸水500毫升闷泡10分钟即可。

用法：每日1次，饮至水淡。

功效：健脾益胃，和中除湿。

主治：适用于脾胃气虚导致的水湿内停，水肿，疲劳，无食欲；肝炎；胃癌等。

茯苓桂枝茶

原料：茯苓5克，桂枝、白术、甘草、茉莉花各3克。

制法：沸水500毫升闷泡20分钟即可。

用法：每日1次，饮至水淡。

功效：温化痰饮，健脾运湿。

海带茶也可以用海藻，都可软坚化痰、祛湿止痒、清热行水。痰浊水肿之人，日常也可以多吃海带、紫菜等食物，它们含有大量的粗纤维，可促进胃肠蠕动，缩短致癌物质与肠道的接触时间，又能加速胆固醇的代谢和排泄，对胃肠道肿瘤疾病是一种很好地预防。同时，以现代药理来看，海带含有的钴、硒等元素，又可以预防乳腺癌和甲状腺癌。

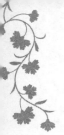
第二节　大腹便便请"消痞"

　　除了水肿型肥胖，痰浊内积也有可能导致真正的肥胖，这种类型的肥胖有个特点，那就是肚子特别大，松软的肥肉都在腹部。这种肥胖就是《黄帝内经》里说的"膏人"，是所有肥胖里最不健康的一种，用现代的话来说，就是没有壮实的肌肉，也没有充盈的气血。

　　痰浊型肥胖者，营养全都用来养痰浊了，痰浊又化为脂肪，全是没用的脂肪，特别容易患上代谢综合征，免疫功能失调，各种病都容易找上门，高血压、脂肪肝、糖尿病……全都是折磨人的慢性病，这些慢性病过度损耗人体正气，为癌瘤的生长提供了机会。

● 痰湿型肥胖人群特征以及养生方法

小便浑浊起泡，大便黏滞不爽，排泄物味道重；
出汗很多，要不就是少汗无汗，呈两极分化；
嗜睡赖床，反应迟钝；
喝水少，一喝酒腹胀水肿；

饮食偏向重口味；

舌体胖大，舌苔偏厚；

或许体重正常，但腹部特别大，吃点东西就胀气。

此类人养生最好的方法，就是减肥，不给痰浊聚结成块的容器。减肥的方法也很简单，管住嘴迈开腿，饮食宜清淡，吃到七分饱，适当运动。减肥的过程中，一定要避免接触湿气，如运动后出汗了，不要吹空调风扇，也不要马上洗澡，把汗逼了进去，那就是外湿内湿一起发力了，减肥的毅力也会动摇，因为湿气一多，人就犯懒，想吃点刺激的食物。

● 是痰浊导致了肥胖，还是肥胖导致了痰浊？

应该说，这两者是相辅相成的。随着物质条件的转好，现代人饮食不节制，胖子特别多，因为吃得太多、太咸、太寒凉，脾是负责运化水谷精微的，它的负担就重了，一时运转不过来，那么水谷精微就不能转化为有用的气血——营养，就停在被肠胃消化吸收的那一步，转化不了，人体自然就用不到了，能量是守恒的，不能消耗就被堆积，脂肪产生了，同时因为是初级的消化吸收，会出现很多浊物，代谢不了也就堆积了痰浊。

痰浊型的肥胖多半和气郁相伴，因为体重的暴涨会影响情绪，情绪又会导致痰浊加重，这就是为什么我们生活中，看到的胖人都特别不自信，并且减肥难坚持，容易自暴自弃，因为胖人的情绪本来就比较反复，都是气郁导致的。

治疗这种类型的肥胖，源头还是在健脾胃，兼之行气去湿。

消痞茶

原料：白术5克，枳壳、茉莉花各3克。

制法：沸水300毫升闷泡10分钟即可。

用法：每日1次，饮至水淡。

功效：消食理气，和中益气，去脾胃中湿。

木通茯苓茶

原料：茯苓、泽泻各3克，木通1克，桑白皮、大腹皮各2克。

制法：沸水500毫升闷泡10分钟即可。

用法：每日1次，饮至水淡。

功效：泻水利湿。

主治：适用于水湿内停导致的肠鸣腹胀者。

苍术厚朴茶

原料：苍术5克，厚朴、陈皮、甘草各3克。

制法：沸水500毫升闷泡10分钟即可。

用法：每日1次，饮至水淡。

功效：运脾除湿。

消痞是一个中医学概念，消的不仅是痰食停滞的腹胀，也消胸胁胀满以及其下肿块发作，因为这两种病症都是湿气导致的。消痞茶用到的枳壳，有破气消积、化痰消痞的作用，特别可破上焦之气，缓解胃、胸气滞，其性缓，体虚者也能使用。而白术可补一切脾胃虚损，并能够很好地燥胃中之湿，缓解消化不良，燥湿之余，更妙的是它又能术生津液以润肠，缓解便秘，进一步排出大肚子里的浊物。两者合用，气滞、湿气可除，脾胃可健，消化不良、便秘引起的腹胀可消。

第三节　胸闷气短，来杯蜂蜜柚子茶

肺管理着我们的呼吸功能，如果一个人常常出现胸闷气短，咳嗽痰多，就要考虑是否痰浊已经阻肺了。什么叫胸闷气短呢？就是老感觉空气不够用，呼吸不畅，长期处于一个不能深呼吸的状态，人类一刻也离不开氧气，呼吸是吸收氧气的唯一方式，也是排出二氧化碳等废气的唯一方式，一呼一吸之间，中医学谓之吐故纳新。

随着肺部有节奏地收缩，呼吸在我们的胸腔中进行，如果因为肺部功能衰弱，呼吸太短促，空气就无法进入肺叶下端，很多人因为呼吸太短促，使空气不能深入肺叶下端，导致换气量小，气短胸闷让人感觉焦虑，如果成了常态，容易让人大脑缺氧，思维不集中，记忆力下降，肢体容易疲惫，清除自由基的能力下降，与诸多疾病甚至是癌症紧密相连。

痰湿阻肺是中医学概念的一种证候，除了胸闷气短，还常常伴随着咳嗽，这样常常会让人误认为是简单的呼吸道疾病，这里有一个分辨方法，如果咳嗽在疲劳和受凉后加重，咳嗽不是干咳，咳出有痰液，并且浓稠黏腻，源源不绝，那么基本可以断定，这种长期的咳嗽和肺虚、痰湿有关。

胸闷气短、咳嗽痰多一般是体质原因，也就是慢性的、长期的，多半是因为脾气亏虚，输布失常，水湿凝聚为痰湿，上渍于肺，咳嗽就多了，同时痰湿阻肺气不利，则为胸痛气短。本身没有这种体质的人，也会突然发作，多半是因为寒湿外邪侵袭肺脏，这又分为内因和外因，内因是指人的情绪，外因指风、寒、署、湿、燥、火这六淫之邪，内、外因共同作用，影响了肺的宣降功能，也能导致水液内积为痰湿，也有因为别的咳喘疾病，导致久咳伤肺的状况。种种情形不一而足，需要调整的还是那两个老朋友——管理水湿运化的脾和肺，日常的养生茶饮，也以燥湿化痰、宣发肺气、健脾运湿为主。

蜂蜜柚子茶

原料：蜂蜜柚子茶成品30克。

制法：温水300毫升冲泡。

用法：每日1次。

功效：理气化痰，润肺清肠，补血健脾。

木瓜羌活茶

原料：木瓜5克，羌活、大腹皮、木香、紫苏各3克。

制法：沸水500毫升闷泡20分钟即可。

用法：每日1次，饮至水淡。

功效：祛湿消痞。

主治：适用于胸膈胀闷不适者。

橘红茶

原料：橘红5克，绿茶3克。

制法：沸水300毫升闷泡10分钟即可。

用法：每日1次，饮至水淡。

功效：消痰散结，宽中利气。

主治：适用于风寒痰嗽，胸腹胀闷者。

蜂蜜柚子茶市场上可以买到制成品，也可自己在家中制作，选择中型柚子1个，蜂蜜200克，冰糖100克，盐10克。提前备好材料，将容器消毒晾干，柚子仔细搓洗，务必要把表面的浊物残留以及蜡层去掉，洗净后将柚子连皮带肉切碎，皮肉分开，为养生效果更佳，一般不去白瓤。下一步将皮用盐揉一揉，受不了苦味的人可多浸泡一下，处理后的柚子皮煮10分钟，煮好后滤去水分，再开锅加入柚子肉、柚子皮、冰糖，水没过材料，大火煮50分钟，期间不断搅拌直到浓稠，起锅后晾凉调入蜂蜜，冷藏即成。中医学认为柚子具有理气化痰、润肺清肠、补血健脾等功效，能够增进食欲、促进消化、除痰止渴、理气散结，喝一杯柚子茶能够温和肠胃，提神醒脑，快速消除心中的烦闷。同时，柚子含有大量维生素C和钙元素，能够直接预防肠癌和胃癌。

第四节　夏枯草茶，化掉一切脏东西

身体有痰浊的人，除了身体内部的病变，还会发作到肌体表层来，影响观瞻，危机健康，这就是痰湿化为脏、浊、毒的外在表现，就像一杯水太满了，就会溢到杯子外沿来。

最常见的就是各种皮肤病。痰浊体质的人因为痰浊内积，常常有"六不通"——月经、水道、谷道、皮肤、血脉、情绪。对照看看，没有一条不是问题，痰浊体质的人常常发生月经不调、浑身水肿、血脉不畅、情绪低沉的状况，同时因为脾胃的问题，谷道不通——大便黏腻排不净，无法及时排出有毒物质，毒物在肠道积存，超过肝脏解毒能力，就会进入血液循环，这是造成皮肤问题的重要原因。

中医学理论认为所有的皮肤病都是因为"血毒"，如湿疹、银屑病、汗疱疹、湿癣、脂溢性皮炎、酒渣鼻等，还有生活中困扰了不少人的痘痘，痰浊内积无论男女，多数都是油性皮肤，怎么清洁都难干净，排汗受阻，又被毒血滋润了，一出痘痘就是囊肿型的痤疮，这种痤疮特别难看，而且常常发炎灌脓，层层叠叠，反反复复，破坏的是皮肤结构，愈合的地方也会留下痘坑。

144

常患皮肤病的痰浊之人，身体里面常常裹挟着热，如前文所说，痰浊体质有两种出汗习惯，一种是出汗不止，一种是汗闭，很难出汗，出现热象的痰浊人多半是后者，当有外因（如天气、饮食）干扰，热毒直接入侵，湿气"从阳化热"，又很少出汗降温，湿与热就并存了。

因为痰湿夹着热象，除了皮肤病，还有一个特别危险的状况，就是身体出现肿块，多发生于颈侧、颌下、颏下、耳后，可以推动，这其实就是淋巴结肿大，儿童常常发作，因为他们体质弱，免疫功能低下，容易被各种邪气侵扰，比较轻的症状肿块较小，但是发作严重，就会由单个变成数个，一串串连接成片，慢慢变大变坚硬。中医学把淋巴结肿大归为瘰疬、痰核，是邪毒流注于经脉，与内蕴之痰湿交结，邪郁化热，导致气血凝滞、经脉阻遏致，淋巴结是免疫系统的参加者，淋巴细胞可以对抗外来的细菌，一旦病变，就会使人营卫不和，出现各种疾病，最直接的致病，就是长期的淋巴结肿大变成淋巴瘤，之后便是淋巴癌。

痰浊加上热毒，有一个养生重点就是促使自己多出汗，汗液里面都是人体代谢的废物，正常出汗才能充分散暖，排出内热火毒、痰湿浊气。而养生茶饮的组方，则以健脾益气、化痰散结、清热解毒为主。

夏枯草茶

原料：夏枯草、连翘、绿茶各3克，射干2克。

制法：沸水300毫升闷泡10分钟即可。

用法：每日1次，饮至水淡。

功效：清热解毒，消肿散结。

主治：适用于热毒结聚的痈疡肿痛者。

杏仁麻黄茶

原料：杏仁5克，麻黄1克，绿茶3克。

制法：沸水300毫升闷泡10分钟即可。

用法：每日1次，饮至水淡。

功效：祛化痰浊。

藿香大黄茶

原料：藿香5克，大黄1克，绿茶3克。

制法：沸水300毫升闷泡10分钟即可。

用法：每日1次，饮至水淡。

功效：除湿解毒。

夏枯草有解肝郁、养肝血的功效，而连翘清心热、清肝火的效果又比较好，两者合用，其解毒散结之力加倍，对身体里痰火的毒物清理作用特别强。夏枯草本身也是许多凉茶多用的药材，但无论夏枯草、连翘，还是夏枯草茶其他两个材料——射干、绿茶，它们都是比较苦寒的材料，如果没有明显的热毒症状，脾胃虚寒者不宜饮用，或者说，不宜长期饮用，夏枯草茶奇效快、效果佳，等"实热"的症状消除了，后期养护的重点还是落在祛湿健脾上，可用杏仁麻黄茶养护，起效虽不如夏枯草茶，但是效用却是长期的。

第五节　寒湿身重，苍术茶让你恢复活力

湿之入中焦，有热湿，也有寒湿，伤湿又兼寒，都是因为身体现有痰湿，又被生冷所伤，这样的人，多半是阳虚痰浊者。寒湿乃百病之源，又特别容易在潮湿闷热的环境中发生，这和现代人的生活习惯大有关系。如我们到了南方，两广、云南这些地方特别的湿热，湿就不用说了，这些地方的人确实湿气重，但有一个很有趣的现象，这里的人阴虚体质不多，反而多阳虚体质，特别容易出现寒湿症状。为什么呢？因为这个地方的人贪凉！

天气一热，空调常年开着，有点火热之气就饮凉茶，喜欢吃生冷的食品，人的阳气并不是源源不绝的，外面是火，身体却常常被生冷侵袭，慢慢把寒气压下来，阳气就要抗争了，抵抗不了它就收缩，再也压制不了寒湿，身体慢慢变得虚弱。再来我们现代人的生活节奏快，晚睡早期，胆经没办法正常造血、排毒，也会造成许多人阳虚，寒湿内积。

寒湿之人最明显的症状就是身体沉重，总感觉阴阴冷冷，没有精神调动自己的身体，还有就是容易出现各种溃疡、囊肿，这都是内寒外热兆，典型的癌症前。祛除寒湿很简单，离寒湿的环境远远

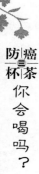
的，少吃生冷食物，这都是在保护阳气，解决了阳虚，身体才有足够的力气燥寒湿，不要看到外向的热病——上火、发炎、溃疡、囊肿，就着急降火清热，比如西医药物多半是治症状，把"热"消了，寒气反而更往身体内逼，入侵了骨骼和肾脏，那么最后的一点阳气都没有了，人就是病入膏肓。

苍术白芥茶

原料：苍术5克，白芥子、绿茶各3克。

制法：沸水300毫升闷泡10分钟即可。

用法：每日1次，饮至水淡。

功效：利气祛痰湿，除寒暖中，散肿止痛。

苍术麻黄茶

原料：苍术5克，麻黄1克，玫瑰花3克。

制法：沸水300毫升闷泡10分钟即可。

用法：每日1次，饮至水淡。

功效：宣肺，燥表里水湿。

主治：适用于寒湿痹痛、咳喘。

苍术升麻茶

原料：苍术5克，升麻、玫瑰花各3克。

制法：沸水300毫升闷泡10分钟即可。

用法：每日1次，饮至水淡。

功效：升阳祛寒湿。

不管怎么说，湿为六气之一，是外界环境事实存在的，我们无论怎么躲避，偶尔也会沾染上一点，湿为阴邪，侵入人体可以化寒也可以化热，转化之快，湿去复聚，我们一般人很能掌握规律。前文说到，不要因为一点热证就着急扑灭，很可能反而把寒气压进去，身体陷入一个极端，发作就是大病。湿邪本为遏阻气机，使脾的上归与肺的下输功能都受到影响，所以才有湿邪往复、寒热相生，出现投鼠忌器的状态，养生手法若能加强升脾宣肺的气化功能，就能平和地解决问题，比方说，明明寒湿伤身，却有上火的症状，压还是不压？其实如咽喉干痛、两眼红赤、牙龈肿痛等病，都属于肺火，此时宣肺，既能消除上火症状，搭配升脾，又不怕寒湿内积。

苍术麻黄茶就能做到这两点，是我最为推荐的祛痰浊茶。苍术能以辛温之气升散宣化水湿，脾健则化湿，又能推动脾气上归于肺，通过燥湿来达到祛邪扶正，加上麻黄的辛温发汗、利尿，进一步助肺宣达，通透全身，寒与热都不怕。

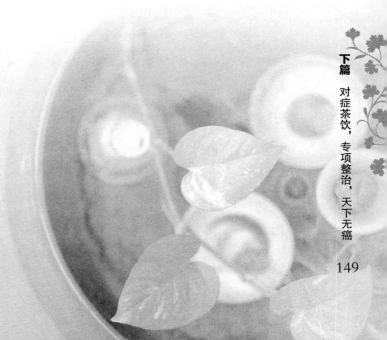

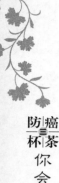
第三章　癌症多从炎症来，清热解毒排脏物

　　湿热成毒多半是肾元亏虚，无法气化水液，把外界干扰的湿气和热气全部留在身体里面了，如果刚好这个人爱吃热气食物，那么脾也会运化失调，积湿化热。湿热最容易和血瘀相伴相生，原因很简单，湿热最容易阻碍气机运行，加上脾肾的虚弱，无法保证血液的欢快流动，湿热伴着血瘀一起来，两者又相互凝结，湿停阳瘀，日久就生毒，这些毒是什么呢？它可以引起人口臭、脱发、脚气，但更可怕是导致人体的炎症，中医学理论中辨析炎症，只要是发作出来了，就与"热证"相连，所以一旦发现炎症，用的都是清热解毒的药，要解的就是这湿毒。

　　炎症因为每个人体质不同，体内的湿毒发出途径也不同，会造成多种炎症，如肾炎、肝炎、女性盆腔炎、泌尿系统感染。肾炎的发病机制就是因为脾肾两虚，水湿留滞，日久化热入经络，络热血瘀，湿热瘀毒是肾炎转为慢性，反复发作的最主要原因，临床上常表现为水肿，这是湿，尿有泡沫，这是热；肝胆炎症常见黄疸症状，因为脾被湿热困住，很容易殃及同是降解疏泄功能的肝胆，脾的热毒熏蒸着肝胆，疏泄进一步受挫，胆汁不往肠道走溢于肌肤，自然皮肤和眼睛都黄黄的，同样病理的疾病还有胆结石、肝硬化、肝腹水、胰腺炎。泌尿系统和生殖系统疾病，都是因为湿毒往下走了，"湿热下注"这个词就是这么来的，下注伤的是人体下焦，下焦是中医学概念，包括人的肾、膀胱、生殖器官，如女性的妇科疾病，多半有恶臭，这就是体内湿毒的表象气味。

那么湿热是怎么产生的呢？都是不注意发散导致的，我们以药材储存为例子，如果把一对干燥的药材晒一晒，再喷上水，然后把它们堆在一个不太透风的罐子里，是不是再往里面喷点水，过几日我们用手摸摸，就发现长霉斑了。湿热不清，与血瘀凝结成毒，导致炎症反复发作，使得身体组织病变，降低人体免疫力，会演变成各种危及生命的大病，甚至有许多癌症就是从炎症发展而来的，如肝炎、胃炎、肺炎，或者造成病毒性感染的癌症，如宫颈癌。

第一节　小毛病缠身，多喝紫苏菊花茶

身边总是能见到各种各样的过敏人士，一到春天花粉过敏，吃点牛奶、鸡蛋也过敏，吹点风鼻子过敏，打喷嚏流鼻涕，身上长出各种小红疹，一般这样的人还特别爱感冒。最可怜的是年幼的孩子，上医院一查，变应原查出一大堆，根本不能确定是哪一个，有的孩子连米饭、花生也过敏，几年没有吃过大米饭，身体特别瘦弱。

提问：过敏真的不能治愈，只能规避吗？为什么有的人天生就爱过敏？为什么有的人生病治愈后，突发各种过敏性疾病？

过度敏感，是身体对外界反应强烈的表现，西医学说这是免疫反应过度，用药也只能减轻这种应激反应，却是治标不治本的，要彻底解决这个问题，咱们还得调节免疫平衡，同时排除身体的邪毒。

中医学理论中，过敏是过度免疫导致的小毛病，看起来好像是免疫功能强，真相却是正气虚弱，导致了免疫调节失衡。邪之所凑，其气必虚，人体的正气弱，各种邪毒就趁虚而入，又要调动正气去抗邪，抵抗的过程就是过度反应。

很多过敏症状，甚至是过敏导致的炎症疾病，用中医学的话来说，叫"正虚而邪实"，我们首先要做的，就是匡扶正气，同时帮还未恢复的正气，排除大部分邪毒，让正气有时间好好恢复。这个道理就像打战，我们手里的正气是兵，邪毒是敌军，当我们手里的兵很少，力量很弱，就特别怕攻击，因为一次小战役的失败，结果就只能投降（危及生命的大病）。于是，当敌军稍微有点动作，我们手里的兵听到一点风吹草动，赶紧跑出去迎战（过敏、感冒），一趟趟跑，跑得这些兵体力不支（炎症），后方的兵又不够，此时敌军从后方来个突袭，还是投降的下场。又或者敌军不搞突袭，通过一次次的小攻势，把我们的兵折磨得心惊胆战、意志消沉、身体虚弱，一次从正面来个大突袭，可能就是直接战死（大病晚期）。

正确的做法是，先把让我们的士兵安心训练，操练成以一挡十的精锐，然后派出外援（养生茶饮）把敌军打退一段，消灭一部分，让他们不敢靠过来，靠过来马上被消灭。最好的结果是我军兵强马壮，外援也加入了，围城自守，再也不怕各方敌军的攻击。

那么我们该怎么派出对症的外援呢？在中医学理论中，变应原有寒、热两种情况，过敏体质也分寒、热两种，这两种体质都是正气虚，但热性体质对过敏反应更强烈，发炎也是一种热毒，从寒而来的邪气最后也是化热，变成毒。相关的脏器包括肺、脾、肾，这3个脏器功能紊乱，最容易造成免疫功能失衡，所以我们的第一是补，补肺、脾、肾三脏的虚弱，修复受损的组织；第二是排，把多年的寒、湿、毒、热代谢出体外，彻底解决湿热内蕴；第三是调，补益气血，调和阴阳，改善阴虚血燥、气虚血瘀的体质。

紫苏菊花茶

原料：紫苏叶、野菊花、薄荷各3克。

制法：沸水500毫升闷泡10分钟即可。

用法：每日1次，饮至水淡。

功效：消炎镇痛，抗过敏。

黄芪双花茶

原料：黄芪5克，金银花、茉莉花各3克。

制法：沸水500毫升闷泡10分钟即可。

用法：每日1次，饮至水淡。

功效：益气，解毒，消炎。

主治：适用于溃疡、疮口反复发作，慢性肝炎，慢性肾小球肾炎者。

荆芥茶

原料：荆芥5克，金银花、绿茶各3克，土茯苓2克。

制法：沸水500毫升闷泡10分钟即可。

用法：每日1次，饮至水淡。

功效：疏风，清热，解毒。

紫苏菊花茶用到的紫苏叶，味辛，性温，有散寒理气、发汗解热的功效，对爱过敏、感冒的人来说，是非常好的茶饮材料，同时它归脾、肺经，又能治气郁不顺。现代药理学证明，紫苏叶含有的紫苏油，有明显减少化学致癌剂伤害、减小癌瘤体积等作用，同时含有丰富的维生素C、钾、铁，可促进免疫功能正常调节，缓解过敏性皮肤病、花粉症。即使没有过敏体质的人，吃海鲜的时候喝上一杯紫苏茶，可以预防过敏，解鱼蟹毒。

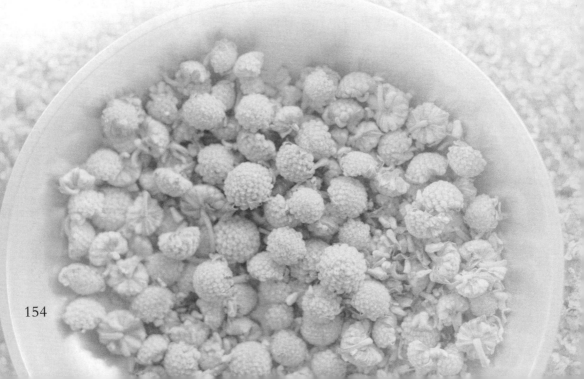

第二节　难言之痒，善用一味金钱草

肝胆有湿热的人，特别容易出现各种湿痒，在上焦可导致的面部湿疹、口干口苦，在中焦会导致胸痛、皮肤瘙痒，侵袭下焦最让人不适，也最让人难为情，可导致阴道炎、阴囊湿疹、外阴瘙痒，直接诱发生殖系统和泌尿系统的癌症。

提问：肝胆湿热是怎么形成的？怎么避免？

肝胆湿热并不是一种单独的病症，而是脾虚水湿内生，日久化热，全身湿热内蕴，脾本来离肝胆就特别近，蒸腾着肝胆，又因为相应的不良生活习惯，导致湿热在肝胆积累得特别多，导致肝胆功能失常。常见的身体特征有胸胁胀痛、灼热，舌苔黄腻、舌体偏大，口苦泛恶、腹胀厌食，小便短、赤、黄，皮肤、眼睛发黄。出现的湿痒，男性多表现为阴囊湿疹、睾丸肿胀坠痛，女性多表现为外阴瘙痒、带下黄臭，症状严重可导致急性肝炎、慢性肝炎、肝硬化、肝癌、宫颈炎、不育症。

肝胆湿热和生活习惯大有关系，日常养生不能喝酒，不能吃肥

厚辛辣的食物，要多吃水果蔬菜，多喝水。肝胆湿热和别的脏器湿热相比，热比湿更严重，如脾胃湿热常常大便溏泻，肝胆湿热却表现为大便干结，所以，肝胆湿热虽然常兼脾胃症状，但一定要先清热，疏理肝气，养生茶饮以利湿清热、清肝利胆为主。

金钱草茶

原料：金钱草10克，绿茶3克。

制法：沸水500毫升闷泡10分钟即可。

用法：每日1次，饮至水淡。

功效：清热利尿，消肿解毒，抗菌消炎。

主治：适用于带下阴痒，外阴湿疹者。

防风天麻茶

原料：防风5克，天麻0.5克，绿茶3克。

制法：防风、天麻用水500毫升煮沸，加入绿茶闷泡10分钟即可。

用法：每日1次，饮至水淡。

功效：祛风，止痒。

主治：适用于皮肤瘙痒、红疹、癣疮者。

车前白芷茶

原料：车前子、白芷、茉莉花各3克。

制法：车前子、白芷用水500毫升煮沸，加入茉莉花闷泡10分钟即可。

用法：每日1次，饮至水淡。

功效：清利湿热，化浊止带。

主治：适用于湿疹，白带稠浊，外阴瘙痒，皮肤肿痛和溃疡者。

肝胆湿热不仅会导致"难言之痒"，临床上有一种常见病也是因为它，那就是——胆结石！中医学理论中，胆囊炎和胆结石都属于"胆胀"范畴，发病过程为肝气郁结、累及胆腑、外郁蕴热、胆汁淤滞。金钱草去肝胆湿热有奇效，其味甘、咸，性微寒，有清利湿热、通淋消肿、消炎化石等作用，不仅可以消除湿痒、炎症，还能防止结石，其挥发性油、鞣质、黄酮类钾盐，可以促进胆汁的排泄，激活胆管的活动，从而达到利胆的目的。

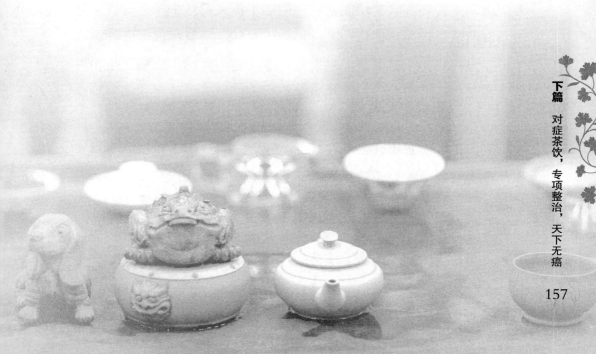

第三节 火气冲天，金银甘茶调"脾气"

发热、上火是每个人都经历过的小病，来得快去得也快，偶尔一犯，无伤大雅。但是发作频率太密集了，不仅会影响正常生活，对健康也不利，以发热为例，体温升高会破坏免疫系统，温度过头还会出现头晕、休克，甚至中枢神经系统感染，引发脑膜炎、脑炎等，或者是心脏内膜、血液被感染，严重甚至可以导致猝死。

无论发热还是上火，本身就是一种热病，指身体感染受热邪或者阴虚阳亢，导致脏腑功能亢进，阴阳平衡失调。中医学有许多流派，有的流派认为热证最伤人，可衍生百病，于是形成了一种温病学说。温病只是个称谓，温也通热，意义是一样的。温病派指出许多热病都是毒邪引起，以发热为主要表现，最开始的时候起病急，有传染性，发病由表入里，由轻转重，由实致虚。

表、里、实、虚代表了热病的4个现象，也是4个阶段，表热一半是鼻塞、流黄涕，里热指邪热炽盛，病邪已经往内传了，导致脏腑积热，出现心烦口苦、小便短赤等状况，到这个阶段，人们一般会明显感觉到身体有火气了，虚热指长时间的邪热蒸腾，体内阴液亏虚，各种上火症状更重，实热则会出现发热、痰咳、咽痛、头痛等疾病症状。

上火、发热等热证，都是热毒缠身，并且"身热不扬"，正因为"不扬"，所以治疗上以祛热邪为第一要义，但第一阶段是疏利透达，第二阶段是健脾气（运化功能），第三阶段才是清解邪毒，同时滋阴生津。温病派对癌症的治疗手段也差不多如此，温病学说中，上火、发热是发在肌表腠理的热病，癌症是在身体组织内部的"上火热病"，是一种"内痈"，发展过程由气虚而邪压倒正，瘀毒内蕴而耗伤阴液，火毒炽盛、内热的特征尤其突出，治疗也离不开清热解毒、益气养阴，配伍的药物多以清热解毒、活血化瘀、健脾化痰为主。

金银甘茶

原料：金银花5克，甘草、绿茶各3克。

制法：沸水300毫升闷泡10分钟即可。

用法：每日1次，饮至水淡。

功效：清热凉血，调和脾胃。

青黛茶

原料：青黛0.5克，生姜、绿茶各3克。

制法：沸水300毫升闷泡10分钟即可。

用法：每日1次，饮至水淡。

功效：清郁热，调脾胃。

黄柏茶

原料：黄柏0.5克，砂仁2克，红茶3克。

制法：沸水300毫升闷泡10分钟即可。

用法：每日1次，饮至水淡。

功效：清热除湿，和中健脾胃。

金银花，现代人多半作为花茶来饮用，其实它更是一种效果显著的本草药物，其味甘，性寒，具有清热解毒、凉血化瘀之功效，生金银花和干金银花，善清上焦，解肌表之毒邪，主治外感风热、疮疡疔毒、红肿热痛等热病初起症状，如果使用的是炒制的金银花，则具有清解内毒、透邪外出、止呕和胃的功效。

《本草纲目》对金银花赞誉很高：久服轻身，延年益寿。显然其所具备的透邪、清热、排毒功效，对人类健康有极大的好处。我国对许多中草药都进行了化学分析，发现金银花含有多种对人体有益的微量元素和活性酶物质，具有抗衰老、抗癌症、调节体质的作用，于是国家中医药管理局将金银花特批为药食兼用品种，列为35种名贵中药材之一。

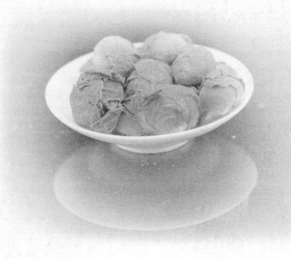

第四节　只能润喉？罗汉果茶好委屈

相较于上火、发热等实热症状，生活中还有一种虚热，也称虚火，也会让人出现五心烦热的感觉，原因是肾阴虚，相火妄动，分辨的重点是，实热之人的舌苔又黄又厚，而虚火之人的舌头整体发红，舌尖和舌头两边有很多小红点，甚至有小小突起，像红色的小刺。虚热之人即使发热了，也没有持续的灼热感，而是身体忽冷忽热，手脚冰冷，不想喝凉水。除此之外，有虚火的人脖子、膝关节常常嘎嘎作响，治疗多以"补法"为宜。

要"补灭"这种虚火，应当考虑补肺肾之虚，消痰热互结，在所有的本草药物中我首推罗汉果，也许有的人会诧异，罗汉果不就是一种"润喉"的泡茶材料吗？

首先我们都知道，罗汉果清咽利喉，常用来清肺热。罗汉果的名称来自于神仙罗汉，传说古代某地有虫灾，生灵涂炭，连神农氏都无法解决，于是佛祖怜悯众生，特派十九罗汉下凡解决虫灾，其中一罗汉发愿，如果解决了虫灾，自己愿化身为果，后来果然虫灾得以解决，这名罗汉为还愿，留在人间变成了罗汉果，拯救苍生。罗汉果味甘，性凉，归肺、大肠经，常用于肺燥咳嗽，还有清肠排

下篇　对症茶饮，专项整治，天下无癌

毒的功效，常年服用，能及时消除肺毒、肠毒，美容健体，延年益寿。

罗汉果的作用还不止于此，它能益肝健脾、降血压，因为其含有丰富的维生素C和硒，又能预防败血症、抗癌。罗汉果抗癌有一个优点，它在杀伤和抑制癌细胞的时候，对正常细胞没有伤害。最重要的是，罗汉果有补肾养肾的作用，可以滋阴补阳，临床上甚至可以用来治疗急性肾衰竭！

既能调治肾阴虚，又能补肺阴不足、生津止渴，双管齐下，自然能够消除身体的虚火。典型案例是罗汉果能治疗慢性咽炎，慢性咽炎在中医学理论中属于"虚火喉痹"，其发病机制就是肺肾阴虚导致的虚火上升，治疗重点是滋养肺肾、清热化痰，日常多饮罗汉果相关茶饮，对慢性咽炎患者相当有好处。

罗汉果乌梅茶

原料：罗汉果15克，乌梅、五味子各5克，甘草3克。

制法：用水500毫升煮沸，闷泡10分钟即可。

用法：每日1次，饮至水淡。

功效：补中气，清肺热，利咽喉。

罗汉果雪梨饮

原料：罗汉果1个，雪梨1个，五味子5克，甘草3克。

制法：材料切碎，用水1000毫升，小火慢煮30分钟，滤渣取汁。

用法：每日1次，代茶饮。

功效：清热滋阴，润喉消炎。

余甘子茶

原料：余甘子、罗汉果各10克，绿茶2克，冰糖5克。

制法：用水500毫升煮沸，闷泡10分钟即可。

用法：每日1次，饮至水淡。

功效：润肺，解毒，生津养阴。

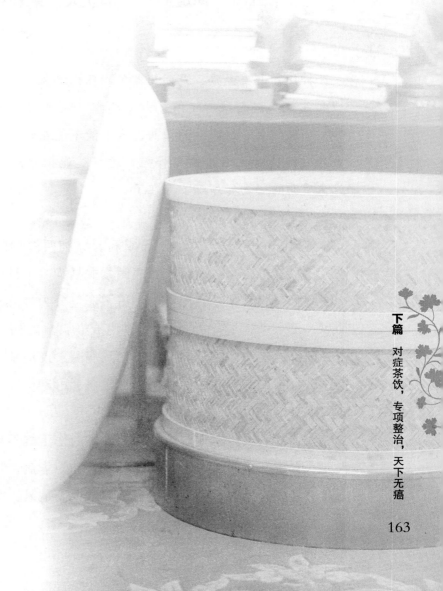

第五节　弹走邪气，常饮大青茉莉茶

　　提问：邪毒致病，是因为邪气在体内淤积，说了这么久，"邪气"的概念稍有了解，却不明晰。人可以避免"邪气"吗？如果它是一切疾病的源头，我们能不能在邪气还没变成邪毒的时候，就把它排出体外呢？这样就能彻底切断疾病的可能，后面的一切麻烦都不存在了。

　　邪气是一种中医学概念，又成病邪，和西医学的许多概念是相通的，只是中医学将所有的致病因素概括为一个词，看似有些笼统，细细解释起来却一点都马虎不得。邪气分为外感与内伤，外感包括风、寒、暑、湿、燥、火、急性传染病，内伤包括情绪、饮食、劳逸等，这两大类基本上将一切致病因素说清楚了，又是和人类生存息息相关的一些因素，所以常常避无可避，人类稍有闪失便被邪气攻击。

　　当外感邪气攻势太强，恰好遇上人体内伤正气不足，就会透过体表进入脏腑，直接攻击内部组织器官。肺为华盖，是人体五脏六腑位置最高的一个，所以最先受到影响，无论是风、寒、湿、热，最后的结果都是郁而化热，形成肺热毒，接着邪气会攻击到脾胃，脾胃会开始猛烈反抗，耗伤气血，最后就是攻击到肝肾，肝藏血，肾藏精，这两个地方被邪气攻击，损耗极大，而它们本身的防御能力又不强，因为肝属厥阴，肾属少阴，一攻击直接就虚了。至此，人体防线已经全面被邪气击溃，在初步抵抗过后，身体应激出现了一些症状（实热、虚热症），如果得不到及时调养，身体就无力抵抗了，邪气在体内开始化生邪毒，酝酿起各种大病，如癌症。

所以，在邪气一开始入侵的时候，我们就应该想办法祛邪，中医常用的手法是"透邪"，应用手法多以发散或补气，推动邪气向外透发，由深向浅，由里达外，由表而出，常用辛温芳香的药品，依赖其开腠理发汗、行气血散郁滞、行津液润燥等药效，达到通湿气、疏气机、补阴血、温阳气的效果。

大青茉莉茶

原料：大青叶5克，茉莉花、甘草、淡豆豉各3克。

制法：沸水500毫升闷泡10分钟即可。

用法：每日1次，饮至水淡。

功效：清热解毒，透邪除烦。

大青茵陈茶

原料：大青叶5克，茵陈、秦艽、天花粉、绿茶各3克。

制法：前4味用水500毫升煮沸后，放入绿茶闷泡10分钟即可。

用法：每日1次。

功效：清热解毒，消炎。

主治：适用于各类传染性炎症疾病。

金翘茶

原料：金银花5克，连翘、绿茶各3克。

制法：沸水500毫升闷泡10分钟即可。

用法：每日1次，饮至水淡。

功效：清热透邪。

主治：适用于各类炎症、疮疡。

大青叶并不是一种温性的药材，但它辛咸走血，能够很好地清热凉血、兼行肌表，邪气初起在卫分，郁积在肌表，仅仅导致肺卫失和，病势较为轻浅。也就是说，邪气刚刚攻进来，大青叶解决这种状态有奇效，名副其实地一来就被它"弹"开，加上淡豆豉这种材料，解表、除烦、宣郁、解毒的效果加倍。为了弥补大青叶、淡豆豉的缺点，茶方中还加上了甘草，甘草也有清热解毒的效果，但它之所以常被用来做配项，是因为它有3个更重要的功能：调和诸药，温中益气，健脾补虚。所以三者合用，才能达到宣布正气、透邪解郁的最佳效果。

第四章　五脏防癌，看人"脸色"喝茶

　　肝、肺、脾、心、肾是人体中最重要的五脏，它们各司其职，任何一个出了问题，就会干扰人体的阴阳平衡，出现各种疾病，这五脏也是本书提得最多的，我们现在来总结一下：肝主疏泄，主藏血；肺主气，主行水，主治节，主宣肃；脾主运化，主生血统血，主升清；心主血脉，主神志；肾藏精，主水液，主纳气，主一身阴阳。

　　五脏对应五行，木、火、土、金、水，五行相生相克，五脏也相互影响。癌症的发作在一个地方上，并不代表只有那个地方有问题，而是全身的免疫系统崩溃，始发点也许就是一个脏器的功能失调，影响了其他脏器，产生连带反映，打破了五行平衡。例如，胃癌患者常常有肾病，肺癌患者常常有肝病，两个脏器之间，也是癌细胞转移最快的通道，西医学所谓的转移，其实就是五脏五行的相生相克。

　　那么我们要防癌，就不能让任何一个脏器掉队，按照五行五脏相生相克的原理，做好预防和事先干预是必需的。可是大多数人都

会有这样的疑惑：这些病症发作出来倒还好，我们能够看到病症，也能到医院诊断出病症，如果没有明显的症状，我们怎么以中医学的思维判断哪一个脏器比较弱？

最简单的方法就是看脸色。《黄帝内经》是中医学的经典之作，也可以说是中医学的理论基础，它对脸色和健康的结论是：人的身体暗含五行，五行对应五色，五行又对应五脏，那么五色也可以对应五脏，五种颜色可以反映五脏的状态。

观察自己的脸色之前，我们还要了解主色和客色。

主色来自于先天遗传，反映着一个人的先天禀赋，如这个人先天哪一脏比较弱。主色也随着人的身体状况变化着，如这个人哪一脏受伤了，这也可以算作是主色中的"病色"，病色主要为青、红、黄、白、黑5种，分别代表肝、心、脾、肺、肾的不和谐。总之，主色是人脸的底色，意思就是不以短期变化为准。中国人在黄色皮肤的基础上，健康的脸色是润泽发光，稍带红润。

客色是脸色的短期变化，比如说运动一下就变红，晒一下就变黑，天冷的时候有点发青。这都是颜色明暗上的变化，而且很快就消失了，最终回归的还是人脸主色，反应的是色相和色调。

在我们判断脸色时，有时候的确难以把握，所以要多观察，排除环境的干扰，同时结合自己的生活习惯和其他特质。

第一节　脸色发青，小心肝
——板蓝根加茵陈，经典茶方新喝法

肝脏是人体最大的排毒器官，因为它主疏泄，同时具有储藏血液和调节血量的功能，因为它的这些功能，五脏之中，以肝为贵，几乎所有的"郁证"源头都是肝，而百病皆生于郁，癌症也不过就是邪毒纽结了血瘀，最后变成的恶性肿瘤。

脸色发青，以我们的生活经验来说，就是一种"憋"出来的脸色，有俗语"气得脸色发青""吓得脸色发青"，就是突然之间因为情绪导致气血不通、脉络阻滞，也算一种"郁证"，肝功能不强大导致脸色发青，也是这个道理。如果已经出现肝病了，肝病患者除了胆汁外泄导致的黄疸，也常有脸色发青的表现，那是因为肝病导致血液中废物太多，又没有分解的能力了，使得肝脏本色上露于面部，面色就变为青紫。

提问：肝功能不健全在中医学理论中，分为几大类，我们该如何调养？

肝对应五行中的木，木有生发的特性，就像植物在春天生长，春气也对应着肝气，这天地之间的万事万物，都是相互映射的。肝脏理所当然地控制了我们人体内的气机，它着重在疏泄部分，就是把气推出，生气或抑郁会让这种推动的力量受阻。我们的脏腑活动，全靠气的升降出入，血和津液的运行也要靠气机的通利，推出去的力量弱了，则气滞血瘀，气滞津停，再加上肝气到处乱跑，总得让它的力量有个发泄口，又造成肝火上逆。

肝郁常常和肝火相生，造成血瘀热毒，养生应该以疏肝解郁、滋阴养血、清热解毒为重点。

人体的血液一般都是常量，但人体的血流量，随着生理活动有增减，什么时候用血，用多少血，这全归肝脏管理，虽然肝参与一部分血液生成的工作，但它更大的责任是储存和调节。肝是人体大血库，人在相对静止的状态下，肝脏所存的血液也是静止的，可是一旦出现活动状况，肝脏就得赶紧向外输送，此时肌体外周的血液需求量很大，看书时送到眼睛，运动时送到四肢，这种原理可称之"人动则血运于诸经，人静则血归于肝脏"。

当肝血虚的时候，这种收藏和调配的功能都会出问题，首当其冲是肝血不足，那么全身的血液都不够用了，那种身体彻底失养的感觉，不是我们累了睡一觉就能找回来的，整个人会出现头晕眼花、肢体麻木的状态，女性可能会出现闭经。还有一种情况是，肝控制不了血，导致血液妄行，需要的地方得不到血，不需要的地方出血，让人无法活动自如，甚至血液从血管中渗出，女性可出现月经崩漏的现象。

疏泄与生血，肝气与肝血，相互为用，动静有常，如果出现肝血亏虚，肝不藏血的情况，养生重点是益肝滋阴，同时也要注意疏肝理气。

板茵茶

原料：板蓝根5克，茵陈、郁金、薏苡仁、绿茶各3克。

制法：沸水500毫升闷泡10分钟即可。

用法：每日1次，饮至水淡。

功效：清肝解毒。

主治：适用于肝炎，肝硬化者。

夏枯香附茶

原料：夏枯草5克，香附、绿茶、冰糖各3克。

制法：沸水500毫升闷泡10分钟即可。

用法：每日1次，饮至水淡。

功效：清肝散结。

主治：适用于肝虚者。

柴胡保肝茶

原料：柴胡5克，黄斗1克，栀子、白芍、青皮各2克。

制法：沸水500毫升闷泡10分钟即可。

用法：每日1次，饮至水淡。

功效：清肝解郁。

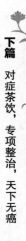

下篇 对症茶饮，专项整治，天下无癌

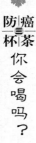

板蓝根曾经是大众的宠儿，感冒用、上火用，日常有什么毛病都喜欢喝点板蓝根冲剂，似乎它可以包治百病，但是板蓝根滥用的行为很快被医学界批评，民众又开始对板蓝根退避三舍，其实板蓝根对清热解毒的功效非常好，但用起来一定要是热毒内郁才有效果，感冒起因以风寒居多，此时邪气还在皮毛肌表，并未在体内形成热毒，因此不宜用板蓝根。茵陈清热利湿，对肝脏功能有保护作用，还能促进胆汁分泌，与板蓝根合用，排毒保肝的作用更好。

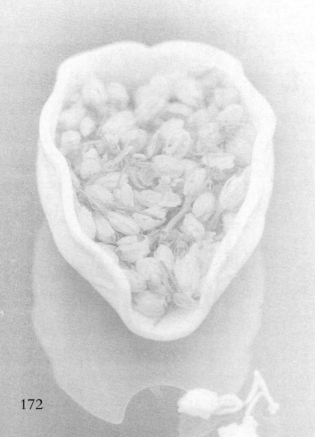

第二节　脸色发白，肺有虞
——请来"二君子"，凑成一杯橄竹梅

　　肺在五脏中，是位置最高的，所以也被称为五脏中的"华盖"，就是皇帝出巡的那把大伞。肺的确很尊贵，不耐寒热，易被邪侵，可它偏偏又直接和外界连接，这是五脏中的唯一，外界风、寒、燥、热等邪气，可以直接影响到肺。

　　肺主一身之气，与天地相通，管理着呼吸功能，吸入氧气，吐出浊气，参与气的形成，也协调着气机运动；肺也将体内的水液布散到全身，通过肺气宣发，将水液滋润到各个组织器官，同时也将代谢后的废水通过呼吸、皮肤毛孔排出，又通过肺气肃降，将水液下行到肾，肾才能履行排泄功能。

　　正是因为肺和气的关系如此密切，肺一旦出问题，就会出现气虚体弱的状态，免疫力下降，皮肤没有润泽感，古时候曾将肺结核当成一种虚劳病，肺有问题的人，就是一副身体虚弱、脸色苍白的样子。

　　养肺是为身体构筑第一道健康防线，从现代医理来看，好肺可以让我们的呼吸能力更强，人体各器官、组织、细胞每时每刻都在消耗氧气，氧供给只能靠肺的呼吸来获得，作为气体的中转站，肺

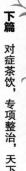

活量决定着气体交换的量，也是保证肌体健康代谢的保证。

由于现代的环境问题，以及现代人的不爱运动的习惯，肺部慢慢变成了一个大垃圾箱。进入肺的垃圾越来越多，通常情况下，肺部可以通过分泌黏液清理肺里面的垃圾，然后通过纤毛运动排出体外，但是垃圾越来越多，首先是黏液不够用了，身体里面津液跟不上这种大量、长期的供应；其次就是黏液还能支撑，但是不运动本身肺活量就低，久咳不止又让肺气更虚了，根本没有力量将痰毒咳出来，肺所有的功能衰弱，人体开始走向衰弱，肺本身也可能病变，如肺癌。

肺的养生，以清肺毒、养肺气为主，除了相关的养肺茶饮，还有一个很好的方法就是多运动，增减肺活量，这是健肺益气的好方法，如果实在不喜欢运动，又怕太多的户外活动伤肺，可以使用腹部呼吸法或缩唇呼吸法，要点就是用腹部带动呼吸，或吸满一口气呼气时慢慢吐出，两种方法都可以增加肺活量。

二君子茶

原料：咸橄榄5个，淡竹叶5克，乌梅3个，绿茶3克，冰糖2克。

制法：沸水500毫升闷泡10分钟即可。

用法：每日2次，饮至水淡。

功效：清肺解毒。

主治：适用于肺阴不足者。

人参紫苏茶

原料：人参、紫苏、康乃馨各3克。

制法：沸水300毫升闷泡10分钟即可。

用法：每日1次，饮至水淡。

功效：益气化痰。

主治：适用于肺气虚导致的咳喘。

人参护元茶

原料：人参1克，黄芪、甘草、康乃馨各3克。

制法：沸水500毫升闷泡10分钟即可。

用法：每日1次，饮至水淡。

功效：补气保元，益卫固表。

主治：适用于脾肺虚弱，元气不足，中气下陷者。

　　橄榄、淡竹叶、乌梅都是入肺的药，其中橄榄生津止渴、排毒除烦，除了对肺有好处，还能下肠胃秽毒，淡竹叶治疗胸中痰热、咳逆上气，乌梅收敛肺气、安心调中、消痰益精。

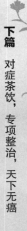

第三节　脸色发黄，脾胃不和
——薏米大麦茶，厨房里的好茶方

中医学理论中，脾和胃是连在一起的，正如肝和胆配套，脾和胃也是配套着进行运作，我们在养生的手法上，不能单独养胃或者养脾，而是要兼顾两者。脾有多重要，前文已经说了很多，我们现在来看看脾和胃的关系，胃不属于五脏之中的一个，但它属于六腑之一，性质为阳，脾属于五脏之一，性质为阴，脾胃阴阳相生，互为表里。

胃的功能我们都知道，是受纳和腐熟，吃进去的东西要通过它来初步消化，变成半液态的食糜，但这种东西人体是无法直接受用的，要变成营养物质，并且变成气血津液，要靠脾来转化、输送。

生活中常见到脸色土黄的，都是因为气血枯败，在内五脏失去荣养，在外皮肤失去了滋润，这多半就是脾胃有问题，要从根源上解决问题，但是脾胃出状态的情形特别复杂，不能一概而论。

如果一个人吃得很多，却不强健，但就是胃强脾弱，缘由是胃火太盛。这个类型的人很容易饿，消化食物太快了，但是脾却不强，脾是生化气血的马达，你吃了再多东西，却没有把食物转化成营养，那么怎么吃都吃不胖，如果伴随着痰湿体质——这也是脾虚常态，那么可能身体很胖大，身体素质却不强。这种类型的人一定要健脾，同时注意消胃火。

如果一个人既怕冷又怕热，同时伴随着困乏的常态，那么肯定是脾虚。即怕冷又怕热是最磨人的，一年四季都不得安宁，这就是脾虚导致的"虚不固表"，人体对外界的防范能力叫"表气"，在对待寒热这件事情上，没有了那层"表气"，身体调节温度的能力下降，人就像没穿衣服一样，直接接触着冷暖空气。实际上，"表气"真正指代的是人体的免疫能力，有的人动不动就感冒，也可能就是"表气不固"。脾虚是最伤表气的，因为气的来源除了先天精气，最大的源头和调摄就仰仗着脾。

另外脾主升清，大脑在人体最上面，全靠脾提供水谷精微来维持运作，大脑昏昏沉沉的总想睡觉，就是这种"升清"的功能发挥不出来，有可能是因为脾气本来就虚，要不就是脾运化水湿的能力也被影响了，湿气累积在身体里，反过来又伤脾，互为因果。要知道，脾最怕湿气，最喜欢干燥，以上种种，一定要注意健脾，同时燥湿行气，人体不为湿气所困，痰浊、湿毒、血瘀都无法生成，这也是防癌的不二法门。

提问：如果是脾胃都虚，有什么征兆？

脾胃都虚的人都有一个毛病，那就是食欲不振，身体里面的脾和胃一起反应：我们太弱了，消化不了那么多，请别吃东西！还有一个很小的注意点，那就是流口水，脾胃皆虚的人，常常口水直

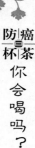

流，午睡时趴着睡一会，即使没有压倒唾液腺，起来一看，口水还是流了一滩。口水本来就是参与消化的一个重要环节，它的分泌和脾胃大有关系，如果脾胃功能健康，脾把液往上注于口中，口水滋润着口腔，留下来又保护着胃黏膜，而脾胃虚弱运化失常了，口水就不由自主地往外流，却不往下走。脾胃都虚的人，养生重点是健脾和胃，双管齐下。

当然，脾胃既是一体的，无论是哪一个出了问题，结果都是相互影响的，我们的日常保健的茶饮，是一种"缓治"的预防手段，本文介绍的三杯茶，都是性质温和、脾胃同养的，一般人群皆可饮用。

调脾茶

原料：大麦茶、薏苡仁、白术、茯苓各3克，神曲2克。

制法：后4味用水500毫升煮沸后，放入大麦茶闷泡10分钟即可。

用法：每日1次，饮至水淡。

功效：除湿导滞，调和脾胃。

茯泽茶

原料：谷芽5克，茯苓、泽泻、建曲、山楂各2克。

制法：用水500毫升煮沸后，闷泡10分钟即可。

用法：每日1次，饮至水淡。

功效：助消化，健脾胃。

神曲茶

原料：神曲5克，枳实、白术各3克，砂仁2克，人参1克。

制法：用水500毫升煮沸后，闷泡10分钟即可。

用法：每日1次，饮至水淡。

功效：健脾益气，消食和胃。

主治：适用于脾胃气虚者。

　　谷芽和大麦都是粮食，并且都能做主食，炒制过后却能入药，大家可以想一下，本身作为主食的一种东西，对脾胃不可能有坏处。谷芽与大麦的功效大体是相同的，都是健脾胃、除热、益气，调中，如果一定要找出不同点，谷芽启脾进食的作用强一些，可以促进食欲补益中气，而大麦消食的作用强一些，食积胀满的人可以多用。

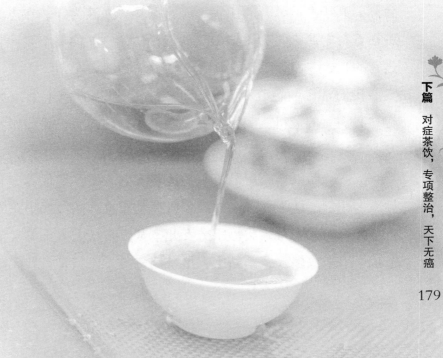

第四节　脸色发红，心失养
——茯神酸枣仁，补心又安神

　　养心是现代养生概念比较少涉及的领域，养肝、养脾、养肾的指导方针太多了，一夜之间，随着雾霾的加重，养肺的各种理念也如雨后春笋一般勃发。其实，肝、脾、肾、肺重要，但是心的保养也很重要，因为它才是五脏的"领主"，只要它在，其他四脏才能五脏淳厚，气血匀和，甚至有"脏腑百骸遵其号令"的说法，在体合脉、其华在面、开窍于舌、寄窍于耳、在液为汗、在志为喜。心脏在五行中属火，为人体阳气的能量核，它就像一个泵体，血液通过它的收放，才有循环的力量。

　　我们常说面色红润是健康的象征，但是脸色不健康的潮红却有"心病"的危机。我曾经见过一个小姑娘，父母希望她投考会计专业，我直言不合适，因为会计是一种特别费神的工作，这个小姑娘脸上两块暗红，肯定是心脏功能不太好，要注意保养，当时她父母不太相信，认为年轻小姑娘朝气蓬勃有这样的红润很正常。就在高考之前的几个月，父母慰劳女儿辛苦，带她上一个温泉消遣，从温泉里出来没多久，小姑娘直接晕倒急救，原因是急性风湿性心脏病，经诊断小姑娘年幼时可能得过严重的咽喉炎或扁桃体炎，也可能一次病程较长的感冒，身体在病愈后损伤了心脏瓣膜，温泉后人比较疲劳，潮湿、温差大的环境直接导致了突发心脏病。

脸色发红一般都是毛细血管扩张，血液的血红蛋白浓度高，这说明心脏供血过量，是高血压、心脏病的前兆，不信大家注意观察身边的高血压者，常常是面部潮红的。中医学理念中的脸色发红，意味心火过旺，特别是两眼之间，这里是心对应面部的位置，此处无论是发红、有横纹，都说明心脏有问题，同理还有舌尖，舌尖红代表心火盛，舌色发青代表瘀血阻心脉。

出现以上症状，一定要注意养心，养生的重点是避免剧烈运动和劳神费心，也就是体力和脑力都要节制，此外要尽量避免湿热、风寒的环境，情绪保持平稳不要过激，饮食上可多吃莲子、西兰花、鸭肉等食物，茶饮要注重清火化痰、清泻心火的功效。

茯神枣仁茶

原料：茯神、酸枣仁各3克，远志1克，半夏、竹茹各2克。

制法：用水500毫升煮沸后，闷泡10分钟即可。

用法：每日1次，饮至水淡。

功效：健脾除烦，清痰热，养心安神。

主治：适用于心脾两虚，失眠心悸者。

养心茶

原料：柏子仁5克，枸杞子3克，石菖蒲、当归、茯神各2克。

制法：用水500毫升煮沸后，闷泡10分钟即可。

用法：每日1次，饮至水淡。

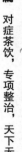

下篇　对症茶饮，专项整治，天下无癌

功效：宁心安神，补肾滋阴。

主治：适用于心血亏损，精神恍惚者。

远志茶

原料：远志5克，益智、茯苓各3克，大枣4枚。

制法：用水500毫升煮沸后，闷泡10分钟即可。

用法：每日1次，饮至水淡。

功效：清心散浊。

　　茯神和茯苓不是一回事，大家千万别买错了，茯神是白色茯苓中间那一圈松木状的东西，相比茯苓健脾利湿的效果，茯神重在养心宁神，对心神不定的人群特别有效，各位读者如果有焦躁头痛、恍惚不乐、精神衰弱、失眠等症状，请多喝以茯神为君药的茶汤。

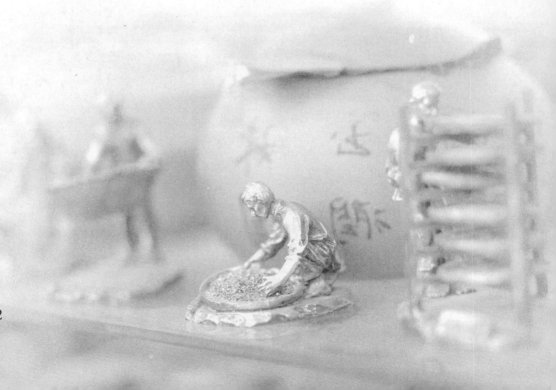

第五节　脸色发黑，肾亏损
——芡实核桃蜜，可茶可甜品

中医学对肾脏有一个很有趣的说法，肾脏位于腰部，左右各一个，对应的就是人脸蛋上的两块脸颊，肾虚会导致津液代谢异常，肾脏解毒功能就弱了，人的两个脸颊就会发黑，不仅如此，两个眼圈也是黑的。

这种说法稍微有点不全面，只解释了肾的主水纳气功能，其实脸颊发黑最主要的原因，还是因为肾精亏虚。我们看生活中的少年儿童，脸颊的颜色均匀，很少出现分布不均的色块，黑眼圈也少，仔细看看，眼睛周围的皮肤很"实"，黄红之色下微微发出青白之光，润泽明亮，这就是肾健康的颜色，说明肾精、肾气都很充足。肾为先天之本，年幼时先天的精华还没有被消耗太多，老年人就不同了，脸颊部位是特别突出的暗色调，甚至出现大块的老人斑，眼睛周围的皮肤变得很薄，皮肤萎缩是一个原因，更重要的原因是先天精华已经消耗得差不多了，年老了肾气衰竭，藏精功能也弱了，后天之精无法及时补充。

提问：如何判断自己是什么样的肾虚？

从脸的颜色就可以简单辨认，如果脸色浅黑灰暗，则可能是肾阳虚；如果脸色是没有光泽的实黑，且位置靠上，则可能是肾阴虚；如果脸色发黑粗糙，脸上有大块的斑点，则是肾气不足引发的血瘀；如果黑色向下拉，一直蔓延到嘴角，则肯定是肾虚兼脾虚，我们生活中常见这样的人，嘴唇周围一圈的颜色特别暗，那肯定是肾水反克脾土，导致脾气运行不起来。

肾阳是人体阳气的根本，对人体脏腑组织起着推动、温煦的作用，肾阳虚多因为年龄大、房事多、久病弱，症状为寒象，常见舌苔淡白，身体发冷、发僵，肢体浮肿畏寒，精神委靡，头晕目眩，男性阳痿不举，女性宫寒痛经，大便和小便次数频繁，上厕所时间特别长。

肾阴是人体精、血、津、液的来源，对人体脏腑组织起着滋养、濡润的作用，肾阴虚多因为先天不足、久病体虚、热毒过燥导致，症状为内热，常见舌红少苔，腰膝酸软，失眠多梦，形体消瘦，五心烦热。男性易举但早泄，女性要不就是闭经，要不就是崩漏，常犯便秘，小便短赤。

肾阴和肾阳维持着人体生态平衡，本来就是相互作用的，所以在病变过程中，也常互相影响演变成阴阳两虚，症状兼并，既怕冷又怕燥。临床上还有一种肾气虚，常和肾阳虚混淆，但肾气虚多为肾气不固，是封藏固摄的功能失职，除了肾阳虚常见虚寒症状，还伴随着气短自汗、倦怠无力。

很多读者应该对肾阳、肾阴、肾气、肾精有点混淆不清，其实很好理解，肾阳和肾气是一种功能化的存在，肾精和肾阴是一种物质化的存在，而肾精是一切产生的基础，肾气推动着肾阳、肾阴的能量。就像一堆火，肾精是最底下的那把柴火，这把柴火不是干枯的木头，它微微有些湿润，所以燃起来有火焰（肾阳），有水气（肾阴），产生热度让整个屋子温暖且不干燥（肾气）。

生活中许多人对肾亏认识不清，导致补肾方法不对，实际上肾脏功能强大，需要多方力量一起发力才能完成，它对健康的影响，也不仅仅是生殖泌尿这么简单，我们饮用养生的药茶，一定要对照自己的体质，明确功能，对症治疗。

芡实核桃蜜

原料：核桃仁、芡实、蜂蜜各30克。

制法：核桃仁、芡实炒黄磨粉，沸水500毫升闷泡10分钟，晾温后调入蜂蜜。

用法：每日1次，服食。

功效：补脾肾，填精益智。

主治：适用于脾肾两虚者。

巴戟天茶

原料：巴戟天5克，牛膝、红茶各3克。

制法：沸水500毫升闷泡10分钟即可。

用法：每日1次，饮至水淡。

功效：补肾和血。

骨碎补茶

原料：骨碎补5克，山茱萸、熟地黄、丹皮各3克，玫瑰花2克。

制法：沸水500毫升闷泡10分钟即可。

用法：每日1次，饮至水淡。

功效：补肾益精。

核桃仁味甘，性温，归肾、肺经，是一种补肺肾的食物、药物，不仅能够温补肾阳，又能够养阴生津，对肾阴虚导致的大便秘结，更有润肠通便的效果。芡实归肾、脾经，可以祛湿益肾，并能改善肾阳虚导致的二便不止。芡实与核桃仁合用，双方都有固精功能，强强联合，对肾气是一种帮扶，而蜂蜜有补中、解毒的功效，可以帮助肾脏排毒。

第五章　癌症近在咫尺，三杯茶拉你一把

如果已经有了癌症的症状，或已确诊早期癌症，更不可掉以轻心，也不可悲观失望，最重要的是保持心态良好，积极寻求治疗的方法。但癌症起病相当复杂，中医或西医，单其一种治疗方式，并不能完全克制病魔，需要融合各种医疗手段，如中医药物、西医药物、中医针灸、西医手术。总而言之，要按照自己身体状况，和癌症的病情，选择适合自己的治疗方案。

本章我想为大家介绍一些辅助癌症治疗的茶饮，特别是那些已经选择了西医治疗的患者。的确，目前对癌症的治疗，西医有手术、化疗、放疗、免疫疗法，方案组合多样，群众信赖感强，让患者把所有希望寄托在中医治疗上，是不科学，也是不现实的，但我们可以配合中医药的调养，高浓度的中药汤剂又怕与西医治疗相冲突，所以简单、有效的"缓疗"茶饮是最好的选择。

这么做有什么好处呢？以手术患者为例，早期的癌症手术治愈率很高，但是手术本身损伤人的气血和肌体组织，我们配合滋养的药茶，可以缓解手术的体虚；放射线疗法杀死了癌细胞，也会造成

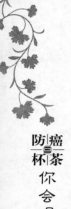

一部分正常细胞的死亡，我们可以通过药茶减轻这种副作用，增加放射线的局部效果，保护正常细胞，延长患者的存活时间；化学药物治疗癌症，副作用很多，配合药茶可以保护人体免疫力，这也是免疫疗法的初衷，可以配合使用。

同时，针对不同的癌症，针对癌症的转移和复发，我们还有特别组方的治疗茶饮，可以直接提高癌症的治愈率和存活率，为每个阶段的癌症患者保驾护航。

第一节　肿块不消——乳腺癌三杯特饮茶

西医学认为乳腺癌的病发与卵巢激素大有关系，占女性癌症发病率之首，绝经前后的女性要特别注意，且有容易转移的特点，转发部位如肺、肝、脑等，还可并发一系列妇科癌症，如宫颈癌、卵巢癌。

古代中医学记载乳腺癌为"乳岩"，这个词点出了乳腺癌的特性，即在乳房中结块如石头一样坚硬，《黄帝内经》中甚至直接称它为"石瘕"。《诸病源候论》是第一次真正意义上论述乳腺癌发病机制的古籍，它把乳腺癌称之为"石痈"，其中写道：石痈者，是寒气客于肌肉，折于血气，结聚而成，其肿结痈实，至牢有根，核皮相亲，不甚热，微痛，热时自歇，此寒多热少，如石故谓之石痈也。

的确，乳腺癌初期是一种不痛、不热、不红、不肿的病，只是在乳房中有几个结核，中晚期才慢慢痛出来，乳房肿大变色，如果出现溃烂，臭不可闻，大多数古代名医都认为已经没有生存的希望了。曾经有古代医案记载，有一位女性患者乳腺癌病发十几年没有治疗，但并未溃烂，所以一直都没有太大的疼痛感，并且生存情况良好，可是癌瘤一朝胀破表皮，出现了严重的溃烂空洞，很快就去世了。

现代医学日新月异，中西医对乳腺癌都已经有了深入认识，中医药物只需配合手术、放疗、化疗，便可取得事半功倍的效果，对晚期乳腺癌也可增加患者生存时间。

提问：男性发作乳腺癌是一种什么状态？

首先我们来了解一下乳腺癌发病机制，中医学认为乳头属足厥阴肝经，为肝肾二经之冲，乳房属足阳明胃经，为阳明气血汇集之地，发病的根本是肝、脾、肾三脏器出现了亏虚，导致气血亏虚，正气不足，冲任失调，一切外邪很轻易地入侵人体，在乳房内渐生结核。肝、脾、肾三脏器两两排列组合，可以衍生出各种不同的虚证，乳腺癌可分为脾肾气虚、脾肾阳虚、肝肾阴虚、气阴亏虚4种症型。

脾肾气虚型基本症状为腰膝酸软，神疲乏力，浮肿腹胀，便溏尿频，舌淡白，调养多以疏肝解郁为手段。

肝肾阴虚型基本症状为头晕耳鸣，五心烦热，眼鼻喉干燥，盗汗，消瘦，舌红少苔，调养多以补益肝肾为手段。

脾肾阳虚型基本症状为畏寒喜暖，面色苍白，下肢浮肿，舌淡

白，调养多以温补脾肾为手段。

气阴两虚型基本症状为头晕目眩，烦躁易怒，潮热盗汗，关节疼痛，舌红少津，调养多以健脾养胃为手段。

这4种亏虚中，又以脾肾气虚、气阴两虚最为常见，在虚的基础上夹杂着血瘀、气滞、痰湿、热毒，此4种邪毒是乳腺癌的爆发原因，如晚期患者的常常就是气阴两虚兼热毒，癌毒炽盛之下，手触乳房皮下结节累累，坚硬甚至破溃，流出脓血，剧痛无比。

在发病初期，往往也是邪毒内积的初始阶段，一定要注意分辨：痰湿让人感觉口黏不想喝水；气滞让人感觉胸胁胀痛和情绪不稳定；血瘀让人面色晦暗以及舌有瘀斑；热毒让人二便不利，口干舌燥。对照这些症状，在正虚的基础上，以清热排毒、消痰渗湿、活血化瘀等手法祛邪。

由以上乳腺癌的发病机制我们可以看出，女性会犯，男性也可犯，所以男性乳腺癌的发病率并不低，并且男性发病通常比女性更无预警，早期是乳晕下或乳晕旁出现肿块，肿块微小无痛感，同时由于男性乳房不明显，一旦肿块变大，很容易就能被发现，但也正是这个原因，乳晕旁的肿块很容易转移到胸壁。

治疗中的乳腺癌患者，除了酌情服用抗癌药茶，最重要的就是调节情志，避免抑郁、恐慌、焦虑，这可造成肝气不疏，症状更重，同时应该多吃薏苡仁、卷心菜、荸荠、洋葱、莴苣、丝瓜、鸭肉、海带、青鱼、猕猴桃等食物。

乳腺癌特饮一

原料：连翘5克，川贝母、蒲公英、茉莉花各3克。

制法：前3味用水500毫升煮沸后，放入茉莉花闷泡10分钟即可。

用法：每日1次。

功效：清热解毒，散瘀消肿。

乳腺癌特饮二

原料：漏芦5克，瓜蒌、普洱茶各3克。

制法：沸水500毫升闷泡10分钟即可。

用法：每日1次，饮至水淡。

功效：清热通络。

乳腺癌特饮三

原料：天葵子5克，普洱茶3克。

制法：沸水500毫升闷泡10分钟即可。

用法：每日1次，饮至水淡。

功效：清热解毒，消肿散结。

连翘被称为"疮家之要药"，能够清热解毒、消肿散结，其味苦，性凉，轻清上浮，特可解上焦之热，原本适合温病初期，一旦搭配蒲公英，治疗痈疽疮毒的功效更佳，搭配川贝母，治疗瘰疬痰核的功效加强，组成了一杯适合乳痈乳核的好茶，但不适合乳腺癌已经溃破的患者。

漏芦归足少阴肾、足厥阴肝经，味苦、咸，性寒，是治疗乳房疾病的常用药材，有清热解毒、消痈通脉的功效，此方中用以治疗乳痈肿痛、湿痹拘挛，佐以瓜蒌润肺理气，取其宽胸涤痰火之功，配上色红属火的普洱茶，可以健脾利湿，适合初期乳腺癌患者。

天葵子是植物天葵的块根，因为形似老鼠屎，又有别名"千年

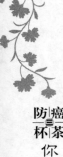
老鼠屎",中医学认为其有很好的清热解毒、消肿散结功效,针对乳腺癌是治痈肿、瘰疬,古时就常用来治疗血热内蕴导致的奶结、乳痛、乳岩,外敷效果也很好,现代药理则明确指出,天葵子含有生物碱、内酯、香豆精类,是抵抗乳腺癌、肺癌、鼻咽癌的活性药物。

第二节　咳嗽不止——肺癌三杯特饮茶

肺癌近年来名气很响，有的人说是因为环境污染问题严重，这是一方面的原因。不过，肺癌在这么多癌症中间，发病率和死亡率总能拿到前几名，还是因为它病发的位置，如前所说，肺是娇脏，特别脆弱，又是和外界联系最紧密最直接的脏器，所以我们对肺癌的防治一定要打起十二分精神。

古代中医学对肺癌的描述，一般用肺积、咳嗽、痞癖、咯血等词，特别是痞癖和肺积，点名了肺中有积块的症状，区别于其他肺病高发疾病。肺癌的起病原因有很多，总的来说一定是正气虚弱、邪毒入侵造成的，当然这么说实在太笼统，世界上大部分的疾病，也就是这两个原因。我们要预防、治疗肺癌，还是得稍微了解一下肺癌的几种发病原理，日常自行对照，可以避免的避免，能够补充的补充，治病于未发。

导致肺癌的正气内虚，多半是肺气虚弱。有的患者因为年老体衰，有的患者因为久不治愈的慢性肺病，导致的肺气慢慢被损耗完了。也有年轻人因为情绪内伤，导致气机升降失调，或者疲劳过度，肺气、肺阴突然亏虚了，又遇上外邪入侵，反过来又伤肺，恶

性循环，最终导致肺部血瘀结块。

最伤肺的外邪就是空气，不洁的空气会使毒邪内积，肺气郁滞。香烟的烟气也属于不洁的一种，"烟为辛热之魁"，它不但能把毒邪带入肺部，其本身的燥热会耗伤津液，久之肺部气虚阴亏。结果都是血瘀邪毒互结，形成癌瘤。

也有的肺癌是脾虚引起，脾虚则湿聚生痰，肺为贮痰之器，痰积肺络，导致肺气宣降失常，或因为肾阳虚，温煦失职，气化失权，上犯于肺，变成痰湿。

因此，肺癌患者多见于气虚、阴虚，这是虚，虚而致实，实也就是气滞、血瘀、痰浊、热毒等邪实，涉及的脏器包括肺、肝、脾、肾。

如果无可避免地患上了肺癌，则一定要注意早期的症状，通常有咳嗽、咯血、胸痛、发热、气急等，但并不是有此症状的都是肺癌，肺癌的症状有其特殊性，辨清症状也有助于对症施治，同时要注意，自行加强辨识也别忘了专业检查。

许多疾病都可引起咳嗽，但肺癌的咳嗽是阻塞性、阵发性的，咳时胸腔内有尖利高亢的声音，无痰或少痰，如果有热毒入侵，痰会变得黄稠，咳嗽也会密集加剧。伤肺阴的肺癌会出现咯血，伤肺气的肺癌咳声比较弱，会出现气短。肺癌晚期会出现气息微弱，咳都咳不出的现象，或半咳，或大喘，此时已经是气血阴阳俱衰了。

肺癌导致的咯血也有两个阶段，初期发作时间和血量都不固定，血中有泡沫，和痰不相混合，后期咯血一发作就很难停止，痰血相混，还会出现腐肉。

肺癌早期的胸痛以胀痛为主，发作时间和坐标都不定，这是气滞引起的，晚期的胸痛是一种剧烈的刺痛，坐标固定，连续发作，一刻不停，晚上更加明显，这是血瘀内阻、邪毒浸渍导致的。

肺癌的发热多半因为阴虚，所以午后、夜晚开始发作，气急初期表现为严重呼吸困难，呼吸声大，晚期则声息低怯。

肺癌早期多以局部的实症为主，药茶组方以清热解毒、利湿消痛、行气活血为目的，晚期以全面的虚证为主，药茶组方以养阴清肺、滋养肝肾为目的，整个过程都要注意保护正气，胃气是正气的根本，所以茶方也应注意理气和胃。

如果患者并发上脉静脉压迫综合征，全身青紫水肿，头晕目眩，声音嘶哑，呼吸困难，则茶方中要加强活血化瘀，避免出现严重的昏迷。令肺癌患者难以忍受的还有胸痛，强烈的胸痛会让身体更虚弱，同时降低患者的求生欲望，所以茶方要注意增加止痛的材料。

肺癌特饮一

原料：天冬5克，川贝母、茯苓、杏仁、绿茶各3克。

制法：前4味用水500毫升煮沸后，放入绿茶闷泡10分钟即可。

用法：每日1次。

功效：清肺祛痰。

肺癌特饮二

原料：郁金5克，黄芩、赤芍、枳壳、生地黄、桂花各3克。

制法：前5味用水500毫升煮沸后，放入桂花闷泡10分钟即可。

用法：每日1次。

功效：清湿热，祛瘀解郁。

肺癌特饮三

原料：郁金5克，桃仁、瓜蒌、桂花各3克。

制法：前3味用水500毫升煮沸后，放入桂花闷泡10分钟即可。

用法：每日1次。

功效：解郁通滞。

天冬归肺、肾经，功能滋阴润燥、清肺降火，取其清热养阴，茯苓健脾渗湿，能够消痰，又能断绝生痰，功能主治痰停中脘，搭配川贝母、杏仁润肺止咳之功，治疗脾虚、肺阴不足导致的肺癌。

郁金行气解郁，黄芩清肺湿热，赤芍活血化瘀生新，枳壳胸膈痰滞，生地黄生津滋阴养血，桂花化痰止咳，可治气虚、阴虚型肺癌。

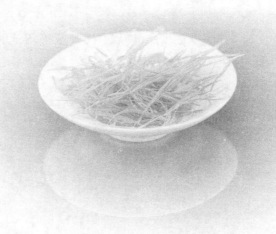

第三节　便血腹泻——肠癌三杯特饮茶

大肠癌是一种典型的现代病，与高脂肪低纤维的饮食习惯大有关系，初期会出现便血，容易和普通的肛肠疾病混淆，如痔疮、慢性肠炎等。我曾经遇到过不少患者，可能早在好几年前就发现大便有血，甚至普通体检时发现了大便潜血，却没有把医生的忠告放在心上，有的是因为生活、工作忙碌一再耽搁，或者是认为自己年轻不会患肠癌？总之没有及时进行肠镜检查，等再次注意到自己状态时，已经出现了严重的便血，以及腹部疼痛、食欲减退、恶心呕吐等症状，一检查就是肠癌晚期。

中医学古籍中记载的肠风、肠积、肠覃，可与现代的肠癌对症，热毒、气滞、血瘀、湿聚、寒邪为外因，脾虚肾亏是内因，湿热、火毒、瘀滞是症状，最典型的就是便血，所以元朝之前对此病的治疗，常常重在理气散结、止血散瘀上，却忽略了正气不足乃此病之本，随着临床经验和理论研究的充实，现代中医对肠癌的治疗，一定是攻补兼施的，目标是扶正祛邪，同时随着肠癌的病程，手法上还应有所侧重，初期多攻，中期攻补各一半，后期多补。

此外还需考虑肠与其他组织器官的关系。如湿热导致的肠癌，

多半是脾和胃出了问题，胃易生火，脾易生湿，两个器官都在肠上方，湿热纠结下注，就会影响到肠；而肠与肝肾都处于下焦，肝肾都属阴，容易出现阴虚症状，一旦阴虚则生热生湿，也会助长肠的湿热。

早在几千年前中医学就认识到肠癌与饮食因素大有关系，从中医学角度来看，高热量的饮食会使热毒内生，阳气亢盛，发生阳明病中的阳明腑证，也就是外部邪热与大肠的燥热相结，津液被耗伤，导致癌变。

肠癌特饮一

原料：大黄1克，牡丹皮、桃仁、茉莉花各3克。

制法：前3味用水500毫升煮沸后，放入茉莉花闷泡10分钟即可。

用法：每日1次。

功效：泻热解毒，消痈排脓。

肠癌特饮二

原料：白花蛇舌草60克，龙葵、半枝莲、忍冬藤各30克。

制法：用1000毫升水煮半小时即可。

用法：每日1次。

功效：清热散瘀，消痈解毒。

肠癌特饮三

原料：当归、芍药、川芎、白术、桂枝各9克，茯苓12克。

制法：用1000毫升水煮半小时即可。

用法：每日1次。

功效：清热化瘀，生肌。

大黄味苦，性寒，阴中之阴，归胃、大肠经，善于调中化食，通利水谷，除血瘀与痰浊，消痈疽与热痛，还有止痛的功效，虽然只用了1克，却为君药。牡丹皮味酸、辛，性寒，破血行血，还能够除血分之热，取其凉血止血之功，桃仁活血祛瘀效果佳，在此方中作用破滞祛瘀，带领其他药材一路向前。

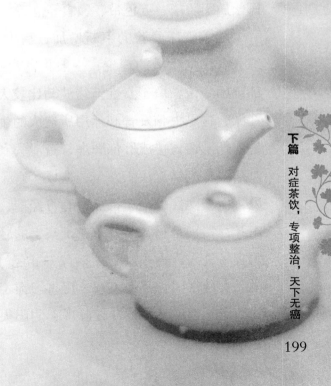

第四节　白带异常——宫颈癌三杯特饮茶

　　唐代的《千金方》一书这样描绘宫颈癌：妇人崩中漏下，赤白青黑，腐臭不可近，令人面黑无颜色，皮骨相连，月经失度，往来无常，少腹弦急或苦绞痛……令人气急乏力，腰背痛连胁。虽然也没有将此病正式命名，但与现代的晚期宫颈癌症状颇为相似，在中医学属于阴疮、五色带、癥瘕等范畴。

　　随着临床经验的不断增加，后世对宫颈癌又有了深入认识，综合各中医学派的理论，一般将宫颈癌病因归纳为3种：一种是气郁湿困之说，由于女性情绪波动比较大，也就是我们现在常说的感性派，这是大脑发育和运用所造成的生理差别，这就导致了女性容易内伤七情，造成肝郁脾虚，疏泄失利，湿困蕴久生热，气滞、瘀血、湿毒凝结流注于下焦，造成了宫颈癌。一种是湿毒侵袭胞宫之说，由于女性的生理特点，有月经期、妊娠期、产后期，此时血室正开，特别是胞脉（分布在子宫上的脉络）空虚，各种风寒湿毒特别容易进入，直接瘀阻在胞宫（子宫）内。一种是下焦元气亏虚之说，女性常因为月经不调、房事习惯不佳、多产多育等经历损伤肾气，老年停经又导致冲任脉虚、阴阳失调，所以肾元阳或肾元阴不足，使胞脉气血受阻，瘀毒内结。中老年妇女是宫颈癌高发人群，原因也就是如此，埋伏了一生的恶病在停经后发作了。

这些病因可相互纠结，相互转化，导致宫颈癌出现不同的症状分类，我们的茶饮也应该辨证施治，对照自己的实际情况取用。

肝郁气滞型宫颈癌，患者的舌质正常，舌苔薄白，主要症状是心情抑郁，或心烦易怒，胸胁、腹部胀痛，白带增多，有宫颈糜烂病情。我们的茶方中要使用疏肝解郁的材料。

肝肾阴虚型宫颈癌，患者的舌质红，舌苔薄白，主要症状是头晕耳鸣，腰膝部位酸痛，手足心发热，口干发苦，大便干结，小便短赤，有阴道流血、子宫颈结节病情。我们的茶方中要使用滋补肝肾的材料。

中气下陷型宫颈癌，患者的舌质淡红，舌苔薄白，主要症状是食欲不振，阴道、肛门有坠痛感，白带量多、质稠、色浓、味臭，甚至是夹杂血液。我们的茶方中要使用补中益气的材料。

湿热郁毒型宫颈癌，患者的舌质红，舌苔黄腻，主要症状是小腹胀痛，口干发苦，白带增多，质地稀清，恶臭。我们的茶方中要使用排毒祛瘀的材料。

宫颈癌特饮一

原料：车前子、瞿麦、萹蓄、茉莉花各3克。

制法：前3味用水500毫升煮沸后，放入茉莉花闷泡10分钟即可。

用法：每日1次。

功效：清利化湿热，散瘀通经。

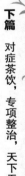

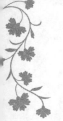

宫颈癌特饮二

原料：柴胡5克，延胡索、茉莉花各3克。

制法：沸水500毫升闷泡10分钟即可。

用法：每日1次，饮至水淡。

功效：疏肝理气，活血止痛。

宫颈癌特饮三

原料：柴胡、当归、川芎、白芍、熟地黄、椿皮、白果各6克。

制法：用1000毫升水煮半小时即可。

用法：每日1次。

功效：清热燥湿，收涩止带。

　　车前子、萹蓄、瞿麦都有清热利湿功效，且特别针对妇科类疾病症状，其中车前子能去风毒，肝中风热，瞿麦味辛，性寒，能够破血散结，三昧合用，适合肝郁气滞型和湿热郁毒型宫颈癌。

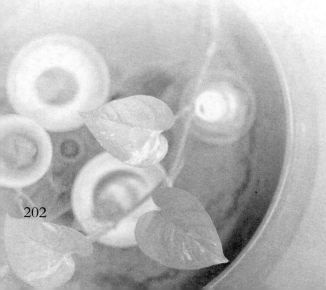

第五节　胃部隐痛——胃癌三杯特饮茶

我们国家有一个特别不健康的文化：剩饭文化。现在的年轻人越来越注重自己的健康，无论在家还是外食，都尽量以吃多少准备多少为准则，就算剩下了，他们也不爱吃剩饭，宁愿倒掉，在许多年长人士眼里，这是一种极大的浪费。我却觉得做得很好！这并不是在赞赏浪费，而是在准备不恰当的情况下，宁愿将剩余的饭菜丢弃，也不要吃进肚子，因为许多疾病都是因剩饭而起，比如胃癌。

如果真的怕浪费，饭菜应该每餐都定好分量，吃多少准备多少，这才是健康生活。老年人为什么易发各种癌症？除了身体素质下降，再来就是生活习惯问题，不少老年人喜欢一次做很多饭菜，美其名曰"省火"，如果家中常住人口少，自己食量又小，饭菜常常是热了又热，食品、药品也是不注意保质期，常常放到过期，照吃不误。作为同龄人，我能够理解这种思维，曾经历过物资匮乏的时代，是现在的年轻人无法想象的，但在今时今日的条件下，我们能够避免很多问题，请学会算一本账：因不良生活习惯生病，个人、国家的消耗更大，得不偿失

食物的腐败会产生大量细菌，每20～30分钟就分裂一次，即使

放在4℃以下的冰箱中，李斯特菌、耶尔森菌、肉毒梭菌等致病细菌也在不断繁殖，可能污染整个冰箱的食物，这些细菌即使加热后也很难分解，更不用说许多人对剩饭翻热并不彻底，特别是夏天，许多人稍稍加温便是一餐，已经开始腐败的蛋白质、淀粉、蔬菜，用肉眼并不一定看得出来，没有经过彻底的、长时间的加热，根本没有意义。即使经过彻底的返热，食物中的营养物质也会分解、变性，营养大打折扣，会在身体内合成不利健康的物质。

胃癌病发缘由正气内虚、饮食不节、情志失调等，其中最严重的就是饮食不节，或者说"不洁"——就是吃剩饭的习惯，这种习惯可使消化系统直接被病菌攻击，脾失健运，胃失和降，以气滞、痰湿、毒邪、瘀血蕴结于胃，初步发作可能是胃溃疡等慢性疾病，久不治愈便转化为胃癌。

中医学中，胃癌与肝、脾、肾大有关系。其中胃气和降依赖肝气条达，肝失条达则气机郁滞，胃失和降，进而发展成气滞血瘀，日久形成肿块；胃与脾又互为表里，脾为胃行津液，若脾虚则酿湿生痰，久之阻胃，更有肝气郁结，使脾伤气结，也是同样的结果。

胃与肾的关系很少人知道，原理很简单，脾和胃都处于中焦，依赖肾阴的濡养、肾阳的温煦，肾阴不足则胃阴不足，胃失濡养可生癌瘤，肾阳不足则脾胃虚寒内生，久虚化实，出现痰、瘀、湿等邪毒为患，形成胃癌。

通常胃癌症状也能辨识恶化程度，初期胃部疼痛、胀满，疼痛并不剧烈，反复发作，按压柔软不痛，说明病情尚浅，慢慢出现疼痛加剧、食欲下降、恶心呕吐，说明病情恶化，中医学理论上是胃气慢慢在衰败，说明病情加重，治疗难度大，如果出现便血、吐血，且颜色发黑呈柏油样，说明病情严重，治愈难度大。无论哪一个阶段，都不要放弃求生希望，积极寻求治愈之法，配合医生的治疗方案，并佐以药茶缓疗预后，其中多以理气、化痰、化瘀、燥湿、活血为治标手法，以脾胃补虚（阳虚、阴虚）为治本。

胃癌特饮一

原料：半夏5克，太子参15克，赭石、茉莉花各3克。

制法：前3味用水500毫升煮沸后，放入茉莉花闷泡10分钟即可。

用法：每日1次。

功效：清利化湿热，散瘀通经。

胃癌特饮二

原料：党参、黄芪各15克，重楼12克，白术10克，薏苡仁、石见穿、白花蛇舌草、白英各30克。

制法：用1000毫升水煮半小时即可。

用法：每日1次，代茶饮。

功效：行滞化瘀，生肌。

胃癌特饮三

原料：黄芪、太子参、鸡血藤各30克，白术、茯苓各10克，枸杞子、女贞子、菟丝子各15克。

制法：1000毫升水煮半小时即可。

用法：每日1次，代茶饮。

功效：活血行瘀，散结止痛。

胃癌患者补虚时，用药不可过于滋腻，以免胃纳呆滞，症状更

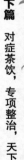

重，所以特饮二方中特别用到党参，其有健脾而不燥、滋胃阴而不湿、润肺而不寒凉、养血不偏滋腻的性能，配上白术健脾益气，黄芪补气可升可降，共奏健脾温中之功。重楼、石见穿清热解毒，镇痛止血，薏苡仁、白花蛇舌草、白英利湿消痈，治标又治本，治疗胃癌效果佳。

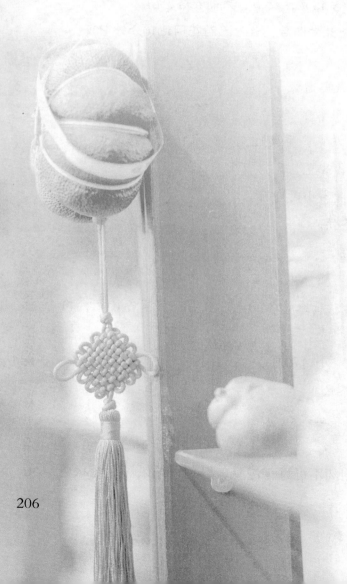

第六节　肝区疼痛——肝癌三杯特饮茶

肝癌多发生于30岁之后，分型以块状型为多，早期切除可得到很好的疗效，但大部分患者确诊时已到晚期，加之手术条件太严苛，多采用放疗和化疗，疗效差，副作用也大，所以恶性程度颇高。中医学对肝癌的记载，可追溯到《黄帝内经》，同样没有确定的名称，只以症状作辨识，通称肥气、痞气、积气。病因病机也分得比较细，有因为情志久郁，肝脏疏泄不及，气机不利，造成的气滞血瘀，这是肝癌发作的基础；也有因为脾虚导致湿气聚集，气血化源不及，造成痰浊气阻，气滞血瘀，痰和瘀互结在肝脏上，形成肝癌；也有单纯湿热内积成肝积，影响肝和胆的排泄功能，这种肝癌多伴随着胆汁外溢，形成黄疸；还有肝阴亏虚导致了热毒，热毒久了又耗伤肝阴，肝血虚导致的邪毒内蕴。

总之，肝癌发作在肝，但与脾、胆有密切的生克制化关系，主因是气血亏虚、肝失疏泄，湿、热、瘀、毒互结为积，最后症结于肝。

肝癌患者常以气滞、血瘀、湿热等病理相互纠结，相互转化，虚实错杂，所以治疗的茶饮以消除此三项为治标，常用之法是疏肝

下篇　对症茶饮，专项整治，天下无癌

理气、泻火解毒、活血化瘀、清热利湿、消积散结，专看患者的具体症状；同时以拯救肝虚、脾虚为本，扶正才能祛邪，应主动恢复肝主疏泄和脾运气血的功能，使所有的病邪自有通路，常用之法是健脾柔肝、养血滋阴。

切忌只治标而不治本，或只补虚而忘其实，配合好"排"和"补"，处理好"邪"与"正"，这需要观察患者的证型，把握好病程发展到哪一步，具体参照如下。

1. 肝气郁结。多见右胁部（肝区）胀痛有肿块，胸闷不舒展，拉长呼吸好像舒服了一点，这种叫善太息，呼吸起来很吃力，总感觉空气不够用；肠胃方便常常消化不良，食欲减弱，有腹泻，女性有月经不调症状。此种证型当然以疏肝加上健脾为佳。

2. 湿热聚毒。同样的右胁部（肝区）疼痛，连带肩颈背发紧，时常有酸痛感，人暴躁心烦，口干口苦不想吃东西，尤其不爱吃油腻食物，腹部却胀大起来，此种证型就是刚刚说到最影响胆汁分泌的一种，常常会引发皮肤和眼睛发黄。此种证型以清热解毒，利胆泻火为佳。

3. 气滞血瘀。右胁部（肝区）疼痛加剧，每到夜里更严重，肝区的肿块很大，质地坚硬，甚至左胁部也开始肿大，患者脸色土黄，舌头上布满瘀斑。此种证型应该用药效较强的茶饮活血止痛、化瘀消积。

4. 肝阴亏虚。肢体畏寒，却潮热盗汗，会出现皮下出血，甚至呕血、便血的症状。此种证型以养血柔肝为佳。

肝癌特饮一

原料：郁金5克，木香、莪术、牡丹皮各3克。

制法：沸水500毫升闷泡20分钟即可。

用法：每日1次，饮至水淡。

功效：理气解郁。

肝癌特饮二

原料：茵陈、白鲜皮、绿茶各3克。

制法：沸水500毫升闷泡10分钟即可。

用法：每日1次，饮至水淡。

功效：清热除湿。

肝癌特饮三

原料：龙葵、大蓟根、臭牡丹各20克。

制法：用500毫升水煮半小时，滤渣取汁。

用法：每日1次。

功效：祛风平肝，消肿解毒。

郁金解肝郁，通气滞，活血止痛，利胆退黄，配合木香健脾，莪术、牡丹皮破血消积效果佳，可化癥瘕痞块（腹中结块），对肝气郁结和湿热聚毒型肝癌有较好效果。

大蓟根凉血止血、祛瘀消痈，可治血热所致的疮疡肿毒，龙葵散瘀消肿、清热解毒，臭牡丹活血散瘀、祛风解毒，还能健脾、平肝、养血。3种药的功效有重叠、有突出，对肝气郁结、湿热聚毒、气滞血瘀此3种证型的肝癌都有相应效果，但对气滞血瘀型效果尤其显著。

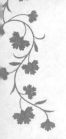

第七节　进食疼痛——食管癌三杯特饮茶

在所有的癌症中，食管癌在我国的发病率是第四位，在消化系统癌症中排第二位，仅次于胃癌。中医学将它称之为噎膈、膈中，两个词也点出了食管癌的早期症状，就是食管内有异物感，食物通过时会哽噎感，这是因为食管本来就很窄，还有更细的3个通道，食管癌也常发作在这3个通道上，食物通过会更加刺激、疼痛，后期甚至辐射胸骨和心脏。不过也正因为食管狭小，所以病变后非常敏感，即使是很小的肿瘤，也会让人有不适感，特别是当食物下咽时的障碍感，这就提前给了患者警报，可以从容地进行早期治疗。

中医学认定此病与痰和瘀有关，成因和发病过程大致如下。

其一，由于日常情绪不佳，导致气机阻滞，郁而生痰，痰气搏结在食管中，显著症状是胸膈痞闷，食管不畅，舌质红，苔薄白。

其二，由于抽烟喝酒，吃多了肥甘厚味，导致了痰火，酿痰生热，热郁伤阴，津液枯竭导致食管气燥，显著症状是吞咽不下或吞咽疼痛，形体消瘦，五心烦热，舌尖红，少苔。

其三，由于年老体弱，或年轻人体质不强，两者免疫力底下，脏腑亏虚则水湿运化不力，痰气和湿气凝结在食管中，显著症状是吞咽难下，神疲气短，畏寒肢凉，舌淡，苔白。

其四，由于身体失养，痰气久郁，导致了气血不畅，出现血瘀，血瘀和痰、湿凝结在一起，这下连水都喝不下去了，形体消瘦，面色晦暗。

总之，食管癌与肝、气、血、痰、湿大有有关，患者体质本来就属于肝郁痰积型，加上不良生活习惯——特别是饮食上的习惯，导致食管长期受到刺激，形成气血瘀滞。最后内因、外因一起发作，痰积血瘀互结成毒。

所以，我们的治疗茶饮也以疏肝解郁、豁痰化瘀为主，除此之外，我们应该注意癌前的潜伏疾病，如食管溃疡、食管炎症，还要保持心情舒畅，不吃太烫、太硬等一切刺激性食品，不吃发霉和多含亚硝酸食品，如剩菜剩饭、烧腊肉类，酌情服用维生素A、维生素C以保护食管黏膜细胞。

食管癌特饮一

原料：半夏18克，栀子9克，附子、甘草、干姜各3克。

制法：用水500毫升煮沸后，闷泡10分钟即可。

用法：每日1次，代茶饮。

功效：化痰，降气，止呕。

食管癌特饮二

原料：茯苓18克，杏仁12克，桑白皮3克。

制法：沸水500毫升闷泡10分钟即可。

用法：每日1次，饮至水淡。

功效：除痰祛瘀。

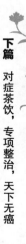

食管癌特饮三

原料：雷公藤5克，大枣、蜂蜜各10克。

制法：雷公藤、大枣用水500毫升煮半小时，晾温调入蜂蜜。

用法：每日1次。

功效：解毒抗癌，通络止痛。

特饮一中重用半夏为君药，用量较大，因为它对食管癌的各项病功能够逐个击破。

半夏有降逆止呕的功效，并且其性主降，也就是通俗一点的"下气"；同时它能化食管癌的源头——痰，其味辛，性温而燥，能够消除痰湿，甚至是邪气内陷造成的湿热、痰热互结，又能够通络止痛，通达气机，使气血调畅。

半夏除了通、降，还有补的作用，其归脾、胃经，能够益气健脾、燥湿和胃、宣痹通阳，达到振奋脾阳，恢复津液的输布，修补津液亏损的现象。

第八节　排尿障碍——膀胱癌三杯特饮茶

膀胱癌是一种泌尿生殖系癌症，在我国发病率很高，可居泌尿生殖系榜首！这种癌发作在膀胱壁的黏膜上，男女皆可发病，但是男性发病较多，所以很多女性对此病并不重视。2000多年前，《黄帝内经》就曾记载过膀胱癌，但并未对此病专门命名，而是针对各种症状进行辨认、治疗，属"尿血""尿闭"范畴，发病原因是人体长期被毒邪攻击，导致的脾肾两虚。

说到底，这又是一种脾肾功能障碍导致的疾病，前文提过多次，人体水液的运行要通过肺、脾、肾，最后到膀胱，其中脾主运化，肾主气化，运化失常，气化不利，则水湿内停日久生热，湿热下注到膀胱，就会导致尿痛、尿闭病症，同时湿热燥伤络脉，迫血妄行，脾肾虚又导致了气虚，气不摄血，会使血液离开经脉，典型症状为尿血。同时湿热与血瘀交织，渐化为毒，腐蚀肌肉，演变到膀胱癌晚期。

膀胱癌是一种和"水"相关的病，日常有两件事做不好的人，特别容易罹患此病，一种是不好好喝水的，一种是不好好排尿的。临床上许多膀胱癌患者都不爱喝水，病发之前，一日下来没喝几

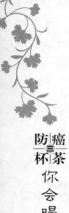

口，好像根本没什么感觉，这种既不容易渴也不想喝的状态，多半是阳虚或气虚体质，喝水是人体获取津液的主要来源，也是决定排尿量的基本条件，而排尿是人体代谢排毒的重要方式，不喝水身体无法维持正常运作，各种邪毒也不容易排出体外。因此，不仅是为防治膀胱癌，也是为了全面的身体调养，我建议每个人每日都要喝充足的水，可以按照每千克体重30毫升的水来计算自身需要补充的水量。阳虚或气虚的人，可以将白开水换成养生茶饮，彻底改变体质，也从生理上调整不爱喝水的习惯，如果实在怕麻烦，只用党参一味泡水效果也不错。

同时还应注意水源洁净，临床上许多膀胱癌患者都生活在水质污染的环境中，不洁的水会携带毒性进入人体，膀胱是储尿器官，不洁的水到了这一步，可能已经被身体其他器官降解、吸收了一部分，但还是会有一部残留在尿液中，等待进一步排出体外，膀胱与尿液接触时间很长，受伤最重。

喝水之后，一定不能憋尿。憋尿时膀胱壁负担极重，血管被尿液压迫，造成膀胱黏膜缺血，细菌大肆入侵繁殖，不仅容易引起膀胱炎、膀胱癌，也会造成其他泌尿系统疾病，如尿道炎、肾病。憋尿完全是心理上养成的坏习惯，和忙得忘记喝水一样，应该自行改善、克服。

膀胱癌特饮一

原料：芦根5克，麦冬、绿茶各3克。

制法：沸水500毫升闷泡10分钟即可。

用法：每日1次，饮至水淡。

功效：养阴清热。

膀胱癌特饮二

原料：薏苡仁5克，萹蓄、茉莉花各3克。

制法：前2味用水300毫升煮沸后，放入茉莉花闷泡10分钟即可。

用法：每日1次。

功效：利水消肿。

膀胱癌特饮三

原料：石韦5克，当归、蒲黄、芍药、茉莉花各3克。

制法：前4味用水500毫升煮沸后，放入茉莉花闷泡10分钟即可。

用法：每日1次。

功效：清热通淋。

这3个茶方中，石韦、蒲黄不算常用药材，同样是利尿常用药，两者甚至还不如萹蓄"有名"。但是两者一旦合用，对膀胱癌却有奇效。首先石韦是归膀胱经的药材，下利膀胱能开水源而通水道，味苦、甘，性寒，以苦降泻燥湿，以甘缓急止痛，以寒清热泻火，又有止血的功效，对尿血有缓解作用。蒲黄的效果和石韦很像，能清热利尿，但更重在去瘀止血，两者搭配，双方的弱项都得到了补充，功效得以升华。

第九节　鼻塞耳鸣——鼻咽癌三杯特饮茶

鼻咽癌并不是多发癌症，甚至有很多人没有这个概念，觉得鼻子也得癌症？鼻咽癌发作于鼻咽腔，这个地方连接着鼻子、耳朵，特别容易向肺部、脑部转移，病发肺癌、脑癌，是十分危险的癌症。各位读者有过鼻炎的困扰就知道，鼻子那一块在头部中心，出了一点问题就向四周辐射，会引起咽喉炎、中耳炎、头晕头痛等疾病，再加上鼻炎本身的种种症状，让人寝食不安、彻夜难眠。光是鼻炎就如此难受，鼻咽癌发展到了晚期，就更是折磨人，早期所有的症状会大幅度增强，同时会引起持续性的偏头痛，肿瘤侵犯外展神经，耳朵也听不到了，眼睛也看不到了，舌头也萎缩了，脸上的皮肤也开始麻木，许多患者晚期无法正常呼吸，甚至是不能正常进食。

鼻咽癌早期的症状就是鼻塞、耳鸣、涕血，我曾经遇上过这么一位患者，冬天刚刚开始供暖的时候，他每天早上起床，都发现鼻子里结了一层血痂，发现是鼻涕中带着血，凝固在了鼻腔里。对此他不以为意，冬天空气干燥，刚供暖身体也不习惯，多喝点水就好了，就这么拖了2个月，慢慢地越来越不对劲，无论他喝多少水，白天也是不断有涕血，甚至可以从鼻子里吸到嘴里，量还挺大。终于上医院检查，一查就是鼻咽癌。

鼻塞、耳鸣、涕血、头痛、淋巴结肿大等症状，许多病都有这样的病症，感冒了、疲劳了、上火了，所以特别容易被人忽视，但只要这些症状出现任何一种，发作时间又"比较长"，一周为限，请立即就医检查。

中医学理论中，鼻咽癌被称作鼻疽、鼻渊、鼻衄、控脑砂。其病源多半是毒（热毒）、虚（阴虚、气虚）、痰（痰湿）、瘀（气滞血瘀）——大多数癌症也就是这几个原因，没什么特别之处，要预防对照前文即可。鼻咽癌的发病进程为上焦积热，肺气失宣，鼻窍不通，津聚为痰，气血瘀滞，鼻咽癌的肿瘤是痰热和血瘀的产物，早期表现为肺热蕴结、肝胆毒热，此时所有的症状都是因为实邪，中期可演变为颈部的淋巴肿大，或损伤血络，造成头痛。

随着邪毒内停久留，气血就被耗伤了，身体日渐消瘦，癌瘤初起。鼻咽癌的治疗，中医一般查看人体热、痰、瘀、虚，孰轻孰重，辨证用药，但万变不离其宗，鼻咽腔属于呼吸系统，为肺气所属，又与肝、脾关系密切，因此理气开郁、化痰祛瘀、滋阴清热是主要手法。

另外，西医治疗鼻咽癌用得最多就是放疗，放射线在中医学的辨证中，是一种"火线"，能够带来热毒，放疗之后，许多正常细胞可能被杀死，这又会伤人正气。所以，已经在进行治疗的鼻咽癌患者，并且选用了放疗，一定要注意滋阴，滋阴能够清热、生津、养血、固本，不仅对鼻咽癌是一种治疗，也能够缓解放疗的副作用。

鼻咽癌特饮一

原料：玄参、麦冬、生地黄、女贞子各15克，太子参30克。

下篇 对症茶饮，专项整治，天下无癌

制法：用1000毫升水煮半小时即可，滤渣取汁。

用法：每日1次，代茶饮。

功效：益气养阴。

鼻咽癌特饮二

原料：白花蛇舌草60克，半枝莲30克，金果榄10克。

制法：用1000毫升水煮半小时即可，滤渣取汁。

用法：每日1次，代茶饮。

功效：解毒抑癌。

鼻咽癌特饮三

原料：芦根30克，天花粉、玄参、荠菜各25克，麦冬、生地黄、桔梗各15克，杭白菊20克。

制法：用1000毫升水煮半小时即可，滤渣取汁。

用法：每日1次，代茶饮。

功效：滋阴生津。

白花蛇舌草以白花蛇爬过而得名，清热解毒、活血利尿有奇效，现代药学证明，白花蛇舌草还有增强机体免疫力的作用，可以抑制肿瘤细胞的生长，不仅可以防治鼻咽癌，与半枝莲合用，对肠癌、胃癌、肝癌、直肠癌等癌症都有良效。20世纪60年代，中国青岛的一家饮料公司发现白花蛇舌草的奇效与商机，研究出了以它为原料的一款保健饮料，在我国与他国贸易往来不多的年代，这款饮料在东南亚国家大受好评，这与东南亚湿热的地理环境不无关系，从此这款保健水默默热销了40多年，更累积出口到20多个国家和地区，成为中国名饮，足见白花蛇舌草的保健效果。

第十节　浓煮仙鹤草，严防癌症复发

癌症已逐渐成为人类健康的"第一杀手"，治愈后的患者也无法安心生活，余生都活在癌症复发的恐惧之中。这样的担心并非杞人忧天，临床数据证明，癌症患者在1年以内的复发率为60%，3年以内都是癌症高复发期，至少80%的患者在5年内复发、转移，再次治疗的难度更大，患者死亡率更高。

多年以来，癌症治疗方案的主宰一直是手术、放疗、化疗三大疗法，治疗效果不能说没有进步，但一直没有质的飞跃，特别对于晚期癌症患者，很难做到彻底铲除癌细胞。经过第一次癌症治疗的患者，经过多种手法组合治疗，体质严重下降，免疫力低下，未能彻底铲除的癌细胞十分顽强，稍有条件便可转移、复生。

以手术治疗为例，即使是早期癌症，癌症手术都需要切除身体一部分组织，这就对身体造成了创伤，以中医学理论来理解，人体是一个整体，一次小手术比一次大病更伤身，伤的是元气，以西医学理论来解释，如果癌瘤生长在重要组织器官上，切除一部分，肯定会影响器官的功能。所以手术使人虚弱是事实存在的，体虚会导致免疫力下降，无法抵抗癌瘤的第二次发作；放疗之前提过，它直

接进入人体细胞，杀死癌细胞的同时，也在杀伤正常组织细胞，也在破坏着人体免疫系统。

化疗的副作用对人体伤害最大，传统的化疗药物治疗原理是不分好坏，杀死癌细胞的同时，也在杀伤着正常细胞。近年来靶向药物进步了，杀死癌细胞更精准，但是副作用一定也没少，呕吐、脱发只是表现，化疗药物更可导致：白细胞、血小板、血红蛋白下降；消化障碍，各类炎症反应，以及静脉炎、膀胱炎等疾病；损害心肌细胞，部分患者甚至出现心力衰竭；肾脏功能损害；肺纤维化；中毒性肝炎。最可怕的是耐药性，各种精准的靶向药，常常只针对一种癌细胞的一种分子起作用，无非只切断了癌细胞的一条生路，癌细胞为了自救，会不断地增殖变异，选择其他方式生长，对靶向药的抵抗能力越来越强。

这传统的三大疗法，只能杀灭已出现的癌细胞，不能增强免疫力，更不能解决癌细胞增殖异变的问题，相当于只治好了一半，而我国对癌症治疗后期的养护，理念上有所缺失，对患者治疗后的关心不够，自然康复应用很少施行，死于癌症复发患者高达80%，远远高于欧美国家。

其实相比欧美国家，我国有中医保健养生的理论支撑，又有中草药这个巨大的宝库，防止癌症复发的实力应该更强，可惜这样的辅助疗法并未得到广泛应用。所以，在本书的最后一个章节，我想为癌症治疗后的人们提供三杯茶，排毒强体质，提升免疫功能，彻底消除癌症的复发环境。

防癌复发特饮一

原料：仙鹤草60克，龙葵、白英各40克，半枝莲、蛇莓、石见穿各20克。

制法：用1000毫升水煮半小时即可，滤渣取汁。

用法：每日1次，代茶饮。

功效：败毒抗癌。

防癌复发特饮二

原料：仙鹤草30克，益母草、当归、丹参各15克，大枣10枚。

制法：用1000毫升水煮半小时即可，滤渣取汁。

用法：每日1次，代茶饮。

功效：改善体力，消散肿块。

防癌复发特饮三

原料：仙鹤草、生地黄、石燕、半枝莲、瓦楞子各30克。

制法：用1000毫升水煮半小时即可，滤渣取汁。

用法：每日1次，代茶饮。

功效：消除癌瘤积毒。

仙鹤草是一种多年生草本植物，性平，有补虚强壮、收敛止血、解毒疗疮的功效，闽江浙一带的人民，很早就将它应用在生活中，每当劳动过后疲乏不堪时，只要浓煮一杯仙鹤草，喝下去马上就能恢复体力，这里利用的是仙鹤草补虚强壮之功效。其实早在明代，中医就将它用于癌症的治疗了，医学家蒋仪的医案中曾写道：滚咽隔之痰，平翻胃之秽……余得此剂，十投九效。意思是针对食管癌和胃癌的治疗，只要用上仙鹤草，治愈率达到90%。

　　但是仙鹤草作为路边的野草，也许是太平凡，并未得到古代中医学主流的认知，许多专业的中医药书籍甚至并没将它收录其中，它曾经的主要用途，是用来喂牛，牛吃了身体强健，后来才有人试着将它熬水喝。直到20世纪50年代，现代的中药系统才将它收录，正经变成了一种"有编制"的药材。

　　现代医学对仙鹤草的研究更为深入，据分析其含有12种成分，大部分都具备抗癌的效果。日本医学界更是得出结论，仙鹤草打败了近千种天然药物，抗癌物质活性最高，对癌细胞抑制率达到100%，又不会损伤正常细胞，并且可以缓解癌症带来的剧烈疼痛。同时，仙鹤草还有着增加白细胞的数量，提高机体的免疫力，再加上它补虚强壮的功效，不仅是一味防癌、治癌的好药，更适合癌症治疗后的康复保健，可严防癌症复发。